莱姆病：基础与临床

Lyme Disease:Basic Science and Clinical Practice

宝福凯　柳爱华　编著

科学出版社

北　京

内 容 简 介

　　本书系统总结了近年来国内外有关莱姆病研究的最新进展。内容不仅涉及莱姆病的病原学、流行病学、致病机制、临床表现、诊断技术、治疗方法和预防等详细内容，还分专题深度介绍了莱姆关节炎、神经莱姆病和莱姆心脏炎等，最后分章节介绍了莱姆病研究领域的一系列主要进展。

　　本书可供临床医师、卫生防疫工作者、医学院校师生和科研人员参考。

图书在版编目（CIP）数据

莱姆病：基础与临床 / 宝福凯，柳爱华编著. —北京：科学出版社，2017.1
ISBN 978-7-03-051501-8

Ⅰ．①莱⋯ Ⅱ．①宝⋯ ②柳⋯ Ⅲ．①螺旋体感染-诊疗 Ⅳ．①R514

中国版本图书馆 CIP 数据核字（2017）第 002486 号

责任编辑：朱　华 / 责任校对：贾伟娟
责任印制：张　伟 / 封面设计：范　唯

斜 学 出 版 社 出版
北京东黄城根北街 16 号
邮政编码：100717
http://www.sciencep.com

北京东华虎彩印刷有限公司 印刷
科学出版社发行　各地新华书店经销
*

2017 年 1 月第　一　版　开本：B5（720×1000）
2017 年 11 月第二次印刷　印张：8 3/4
字数：166 000
定价：69.00 元
（如有印装质量问题，我社负责调换）

前　言

　　莱姆病是 20 世纪 70 年代中期首先在美国发现的一种以蜱作为传播媒介，由伯氏疏螺旋体感染所致的人畜共患传染病。1975 年，美国康涅狄格州卫生部得知该州旧莱姆镇（Old Lyme）及附近地区有许多孩子患幼年类风湿关节炎，科学家在对此病进行流行病学调查中发现其与欧洲早已报道过的慢性游走性红斑（erythema chronicum migrans，ECM）极为相似。他们以莱姆关节炎报道了此病，1980 年将其改称为莱姆病。Burgdorfer 1982 年对鹿蜱成虫进行研究发现，鹿蜱消化道研碎物内有许多外形不规则的螺旋体，用感染螺旋体的蜱叮咬兔可以使后者出现类似 ECM 的病变，兔皮肤标本可检出螺旋体。Johnson 及其同事根据该螺旋体的 DNA 特点将它鉴定为疏螺旋体属的一个新种，1984 年将这个新种命名为伯氏疏螺旋体。

　　莱姆病在世界上分布广泛，60 多个国家存在本病流行或发现本病，其主要分布在美国东北部、中西部、西部，加拿大东南部，欧洲中及北部，亚洲东部。我国艾承绪等于 1986～1987 年相继在黑龙江省和吉林省发现此病，现在已证实至少 27 个省（市、区）有此病发生。

　　1996 年，张习坦、马静主编出版了《莱姆病及其防治》，次年刘增加编写出版了《莱姆病》，为我国莱姆病的普及和研究发挥了一定的推动作用。转眼 20 年过去了，在莱姆病病原学、流行病学、致病机制、诊断、预防和治疗诸方面都取得了很大进展，有必要进行及时的总结。为此，我们总结了近年莱姆病研究的主要进展，并结合自己的研究工作，编写了这部专著，为临床医学和预防医学相关专业人员提供比较系统的参考资料。

　　本书的编写和出版受到国家自然科学基金项目（81060134，81371835，31560051，81560596）、云南省应用基础研究计划项目（2007C069M）、云南省科学技术厅-昆明医科大学联合专项（2010CD221，2011FB244，2012FB011，2013FZ057，2014FA011，2014FB001）的资助，也受到云南省热带传染病示范型国际科技合作基地、云南省高校热带传染病重点实验室、云南省公共卫生与疾病防控协同创新中心和昆明医科大学的大力支持，在此深表感谢。由于我们知识所限，本书可能存在不足之处，敬请读者不吝指正。

编　者

2016 年 8 月

目　　录

第一章 概　　论

一、历　史　回　顾

莱姆病（Lyme disease，LD）是 20 世纪 70 年代中期首先在美国发现的一种以蜱作为传播媒介，由伯氏疏螺旋体（*B. burgdorferi*，BB，莱姆病螺旋体）感染所致的人畜共患传染病。1975 年 11 月，美国康涅狄格州卫生部得知该州莱姆镇（Lyme）及附近地区有许多孩子患幼年类风湿关节炎，Steere 等在对此病进行流行病学调查中发现其与欧洲早已报道过的 ECM 极为相似。Steere 认为此病与 ECM 相关，且传播模式相似。他们以莱姆关节炎（Lyme arthritis）报道了此病，1978 年将其改称为莱姆病。1977 年，Steere 发现了鹿蜱是引起欧洲 ECM 的媒介。Burgdorfer（1982）对鹿蜱成虫进行研究发现，鹿蜱消化道研碎物内有许多外形不规则的螺旋体，用纯培养后的螺旋体检验莱姆病患者血清，呈现明显的抗体反应。以感染螺旋体的蜱叮咬兔使其出现了类似 ECM 的病变，兔皮肤病变标本中可检出螺旋体。1982 年夏，纽约州卫生部和耶鲁大学的研究人员从莱姆病患者的血液、皮肤病灶和脑脊髓液中也分离出了和上述形态一致的螺旋体。明尼苏达大学医学院的 Russell C. Johnson 及其同事根据该螺旋体的 DNA 将它鉴定为疏螺旋体属（*Borrelia*）的一个新种，1984 年将这个新种命名为伯氏疏螺旋体。

二、国内外流行现状

莱姆病在世界上分布广泛，60 多个国家存在本病流行或发现本病，主要分布在美国东北部、中西部、西部，加拿大东南部，欧洲中及北部，亚洲东部。全世界每年发病人数在 30 万左右。我国艾承绪等于 1986～1987 年相继在黑龙江省和吉林省发现此病，现在已证实至少 27 个省（市、区）有此病发生。

张哲夫等在 1987～1996 年对我国 22 个省（市、区）的 60 个县、区进行的莱姆病调查表明，人群莱姆病血清阳性率平均为 5.06%（1724/34 104），病原学证实 19 个省（市、区）存在莱姆病自然疫源地，这些疫源地主要分布在北方。最近，从南方及西南的浙江、福建、广东、四川、贵州、广西等地均已分离出莱姆病病原体。马海滨等通过血清流行病学调查发现云南 7 个县（市）暴露人群存在伯氏疏螺旋体抗体，9 个县在鼠类查出莱姆病抗体，并根据流行病学、临床学、血清学确诊莱姆病典型患者 7 例，疑似患者 22 例，首次证实云南存在莱姆病。张媛春等在云南玉溪地区进行的血清流行病学调查结果为：新平县阳性率为 11.43%，元江县为 8.18%，通海县为 6.06%，峨山县为 4.90%，玉溪县为 3.43%，易门县为 2.41%。

我国流行病学和媒介生物学调查表明，全沟硬蜱是我国北方林区伯氏疏螺旋体的主要传播媒介，南方的粒型硬蜱和二棘血蜱可能是传播本病的重要媒介，姬鼠可能是主要储存宿主。目前已从患者、蜱或动物体内分离出 130 多株伯氏疏螺旋体，将其与北美株比较时发现，中国菌株的 SDS-PAGE 蛋白谱、质粒谱和 DNA 限制酶谱均与北美株明显不同。

三、基因组学与基因型

1997 年 Fraser 等在 *Nature* 上报道了伯氏疏螺旋体 B31 株的基因组全序列，表明 B31 株基因组由一个 910kb 的线形染色体和 21 个线形与环状质粒组成。其基因组独特之处是仅有 1 个 rRNA 基因操纵子，由单拷贝的 16S 基因和双拷贝的 23S（23SA～23SB）及 5S（5SA～5SB）组成。应用 5SA～23SB 间隔区限制酶谱分析可有效区分不同种的伯氏疏螺旋体。伯氏疏螺旋体含有 100 多种蛋白质，其中所含脂蛋白达 50 种。一些有重要的结构和功能蛋白包括：41kDa 的鞭毛蛋白，30kDa 的 OspA，34～36kDa 的 OspB，20～25kDa 的 OspC，39kDa 的 BmpA。中国菌株主要蛋白有高度多态性和独特的构成模式，与北美株有较大差别，而与欧洲株近似。OspA 为伯氏疏螺旋体主要外膜蛋白，但在哺乳类宿主体内不表达，而在体外和蜱体内高表达；OspC 具有高度异质性和强抗原性，能在感染后引起早期免疫反应；BmpA 是主要菌体蛋白，有强抗原性，其抗体的产生可作为早期感染标志之一，也与致病性密切相关。41kDa 鞭毛蛋白伯氏疏螺旋体有属特异性和强免疫原性，其抗体出现也是早期感染指标之一，但与其他疏螺旋体有交叉反应。

四、分　类　学

伯氏疏螺旋体（莱姆病螺旋体）属于螺旋体门（Spirochaetes）、螺旋体纲（Spirochaetia）、螺旋体目（Spirochaetales）、螺旋体科（Spirochaetaceae）、疏螺旋体属（*Borrelia*，又称包柔螺旋体）的一个复合群（complex group），包含多个基因种（genospecies），具有明显的遗传多样性。

近几年根据 DNA-DNA 杂交和 5～23S rRNA 基因间隔区 *Mse* I 限制性酶谱、基因序列测定等技术，至少可将伯氏疏螺旋体分为 19 个基因种或基因群，包括：①*B. burgdorferi* sensu stricto；②*B. garinii*；③*B. afzelii*；④*B. japanica*；⑤*B. valaisiana*；⑥*B. lusitaniae*；⑦*B. andersonii*；⑧*B. tanulkii*；⑨*B. turdi*；⑩*B. bissetii*；⑪*B. hermsii*；⑫*B. sinica* 等。原来代表整个伯氏疏螺旋体类别名称的伯氏疏螺旋体（*B. burgdorferi*）改称为广义伯氏疏螺旋体（*B. burgdorferi* sensu lato，BB s.l.）。目前可以肯定，上述 12 个基因种群中有 3 个基因种有致病性，即 *B. burgdorferi* sensu stricto，*B. garinii* 及 *B. afzelii*。其他基因种对人的致病性有待进一步研究。

五、传播方式与致病机制

莱姆病是由蜱传播的伯氏蜱疏旋体引致的炎症性疾病，由通常侵袭啮齿类（鼠）及鹿的蜱传播给人类。被蜱叮咬、吸血几小时后，方可感染本病，因此长时间在室外活动的人有较大的危险。无证据表明该病在人与人之间传播。莱姆病症状常在被叮咬后一个月以内出现。被蜱叮咬后，首先在蜱叮咬处或周围出现鲜红、环形红斑，同时发热、头痛、疲乏。在几周到数月后可有神经、心脏及关节并发症。临床症状可分三期。第一期：主要表现为皮肤的 ECM，见于大多数病例。初起常见于被蜱叮咬部位出现红斑或丘疹，逐渐扩大，形成环状，平均直径 15cm，中心稍变硬，外周红色边界不清。病变为一处或多处不等。多见于大腿、腹股沟和腋窝等部位。局部可有灼热及痒感。病初常伴有乏力、畏寒发热、头痛、恶心、呕吐、关节和肌肉疼痛等症状，亦可出现脑膜刺激征。局部和全身淋巴结可肿大。偶有脾大、肝炎、咽炎、结膜炎、虹膜炎或睾丸肿胀。皮肤病变一般持续 3～8 周。第二期：发病后数周或数月，约 15% 和 8% 的患者分别出现明显的神经系统症状和心脏受累的征象。神经系统可表现为脑膜炎、脑炎、舞蹈病、小脑共济失调、脑神经炎、运动及感觉性神经根炎及脊髓炎等多种病变，但以脑膜炎、脑神经炎及神经根炎多见。病变可反复发作，偶可发展为痴呆及人格障碍。少数病例在出现皮肤病变后 3～10 周发生不同程度的房室传导阻滞、心肌炎、心包炎及左心室功能障碍等心脏损害。心脏损害一般持续仅数周，但可复发。此外，此期常有关节、肌肉及骨髓的游走性疼痛，但通常无关节肿胀。第三期：感染后数周至 2 年内，80% 左右的患者出现程度不等的关节症状如关节疼痛、关节炎或慢性侵蚀性滑膜炎，以膝、肘、髋等大关节多发，小关节周围组织亦可受累。其主要症状为关节疼痛及肿胀，膝关节可有少量积液，常反复发作。少数患者大关节的病变可变为慢性，伴有软骨和骨组织的破坏。此期少数患者可有慢性神经系统损害及慢性萎缩性肢端皮炎的表现。

莱姆病的发病机制尚不完全清楚。莱姆病菌血症期短，而且血液中菌量较少，但可引起多器官多系统损伤。根据近期研究，可能与下列几种因素有关。①不同基因种的因素：伯氏疏螺旋体的不同的基因种可引起不同的临床表现，*B. burgdorferi* sensu stricto 基因种与关节炎有密切联系；*B. garinii* 常从脑脊液（cerebrospinal fluid，CSF）分离出来；*B. afzelii* 主要侵犯皮肤组织。三个基因种均可引起游走性白斑（*erythema migrans*，EM）。北美基因种比较单一，主要是 *B. burgdorferi* sensu stricto。而中国和欧洲基因种比较复杂，以 *B. garinii* 和 *B. afzelii* 基因种比较多见。②炎性细胞因子产生：伯氏疏螺旋体可以刺激单核细胞产生白细胞介素-1（IL-1）、白细胞介素-6（IL-6）和肿瘤坏死因子-α（TNF-α）。IL-1 和 TNF-α 可诱导滑膜细胞产生胶原酶和前列腺素，这在关节炎的形成和加重上起重要作用。TNF-α 和硝基酪氨酸对神经鞘细胞和轴索有直接损伤。③自身免疫因素：Steere 很早就提出比较难治的关节炎可能是伯氏疏螺旋体的外膜蛋白与关节中某些组织细胞成分相类似而引起的免疫性疾病。最近研究表明人类 LFA-1 与伯氏疏螺旋体外膜表面抗原 A（OspA）肽链有部分同源性。还有人研究表明伯氏疏螺旋体鞭毛蛋白（41kDa）与人神经轴突存在部分共同或相似抗原。多种蜱均具有传播不同病原体包括细菌、真菌、病毒和原虫的能力。近年来，蜱传病原体感染的研究取得一系列进展，对蜱传病原体混合感染的研究也得到不少有价值的发现。目前，大多数有关蜱传病原体混合感染研究的主要对象是伯氏疏螺旋体（*B. burgdorferi*，BB，莱姆病病原体）、微小巴贝虫（*Babesia microti*，BM）、埃立克体（*Ehrlichia*）和嗜吞噬细胞无浆体（*Anaplasma phagocytophilum*，AP，包括嗜粒细胞埃立克体）。我们应用动物模型探讨蜱传病原体伯氏疏螺旋体和嗜吞噬细胞无浆体混合感染对组织螺旋体载量、莱姆关节炎严重性、宿主免疫功能的影响。建立伯氏疏螺旋体和嗜吞噬细胞无浆体混合感染及伯氏疏螺旋体单一感染小鼠模型，在不同时间点研究各组小鼠组织中的螺旋体载量、关节炎严重性和血清 IgG 效价，并对数据进行统计学分析。与单一感染组相比，在螺旋体感染后 18 日和 30 日，混合感染组小鼠组织螺旋体载量显著增高，关节炎明显严重，血清 IgG 效价显著偏低。伯氏疏螺旋体和嗜吞噬细胞无浆体混合感染显著增加小鼠组织螺旋体载量、加重关节炎症状和病理改变、抑制体液免疫功能。

六、实验室诊断

莱姆病实验室诊断方面，分离培养出病原体是传染病诊断的金指标，因患者血液中伯氏疏螺旋体数量少，螺旋体生长缓慢，这对大部分患者来说仍难做到。美国疾病控制中心提出一个方案，即二步血清法，血清标本用 ELISA 或 IFA 检查，呈现阳性或可疑的标本再用蛋白质印迹法（Western blotting）来检验。病程在一个月内可检查出 IgM、IgG 抗体，病程在一个月以上 IgG 抗体应出现阳性。蛋白印迹标准：IgM 阳性，21~24kDa、39kDa、41kDa 三个蛋白带中有两个带呈阳性即可判为阳性。IgG 阳性，18kDa、21kDa、28kDa、30kDa、39kDa、41kDa、45kDa、58kDa、66kDa、93kDa 10 个蛋白带中有 5 个带呈阳性即可判为阳性。近年来，伯氏疏螺旋体的分子诊断逐渐普及，PCR 和实事荧光定量 PCR 技术应用日趋广泛，在分子流行病学和现场流行病学调查中日趋重要。

七、预防与治疗

莱姆病的预防和治疗方面，预防对策主要是保护易感人群。个体防护对在疫区野外工作或旅行的人员很重要，定时检查衣服和体表，及时去掉蜱是简单易行的方法。应用安全有效的疫苗是重要措施，目前，莱姆病疫苗正在进行评估，美国研制的重组 OspA 疫苗对莱姆病疫区 21 000 人进行了试验观察，皮下注射首剂后一个月再注射一次，第 12 个月后再加强注射一次，结果表明 68%~100%个体在注射二次后血清可检出特异性抗体。试验人群仅个别出现局部或全身轻度自限性不良反应。证实该疫苗在预防人群莱姆病有良好前景。其机制可能是抗 OspA 抗体可有效阻止蜱中肠内螺旋体进入血腔，从而阻断其传播途径，起到免疫预防作用。在治疗方面，目前主要采用敏感抗生素进行治疗。选用适当的抗生素，及时治疗早期莱姆病可迅速控制症状和防止晚期病变。

第二章　伯氏疏螺旋体的病原学

一、形态结构与染色

伯氏疏螺旋体是一种单细胞疏松盘绕的革兰阴性疏螺旋体，由表层、外膜、鞭毛、原生质柱四部分组成。长 10~40μm，宽 0.2~0.3μm。表层为糖类；外膜为脂类，其中排列大量脂蛋白，许多脂蛋白位于外膜表面，称为外膜表面蛋白（outer surface protein，Osp），如 OspA、OspB 和 OspC 等；其鞭毛与普通细菌的鞭毛不同，位于外膜和原生质柱之间的腔隙中，故称为内鞭毛（endoflagellum），通常为 7~12 根，鞭毛的摆动可使螺旋体活跃地运动。将螺旋体在 BSK-II 液体培养基培养到对数生长期，用玻片悬滴法或压滴法，在普通光学显微镜的暗视野下可以观察到其在暗背景下进行折光性强的螺旋状运动。原生质柱从外到内由内膜（脂质双层）、细胞质和核质构成，细胞质中含有数量不一的质粒，核质中主要含螺旋体的线状染色体。

伯氏疏螺旋体可用革兰染色法染色，但染色效果较差，为革兰阴性，呈淡红色。Giemsa 或 Wright 染色法均佳，镀银染色法，效果也较好。也可以用伯氏疏螺旋体膜表面蛋白特异的荧光抗体进行染色，效果好，并且可对螺旋体进行鉴定（图 2-1）。

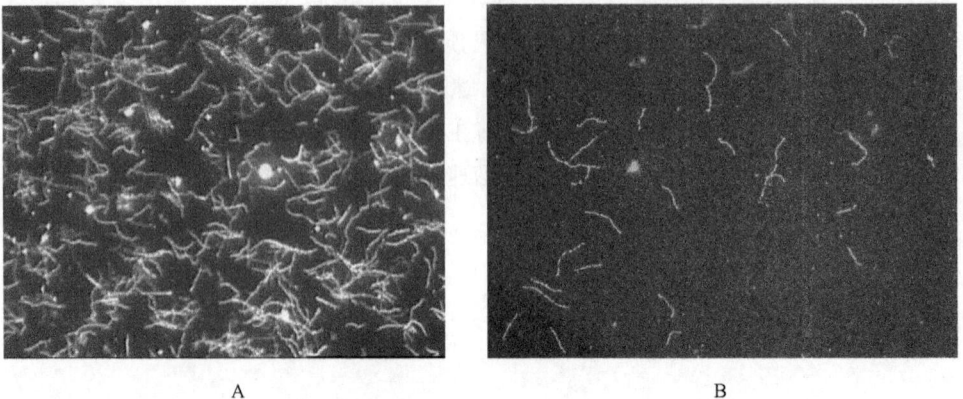

A　　　　　　　　　　　　　　　B

图 2-1　伯氏疏螺旋体形态×1000

A. 暗视野显微镜照片；B. 荧光染色

二、培　养　特　性

该螺旋体微需氧，营养要求高，在含发酵糖、酵母和还原剂的培养基内生长良好，常用 BSK-Ⅱ培养基培养传代，最适温度为 32～35℃。从生物标本如大体积人全血（50ml）、小鼠膀胱组织、蜱匀浆等新分离菌株时，需 4～5 周才可用显微镜从培养物查到螺旋体，B31 菌株纯培养 2～3 周可达到对数期，螺旋体密度可达 $4×10^7～1×10^8$ 个/毫升。螺旋体还可以用琼脂浓度 1.0%～1.3%的 BSK-Ⅱ固体培养基培养，在 34℃、5%～10% CO_2 培养箱中培养 2～3 周可见湿润、光滑、扁平的菌落（图 2-2）。目前，西格玛（Sigma）公司等有商品化的 BSK-Ⅱ培养基出售，质量可靠。

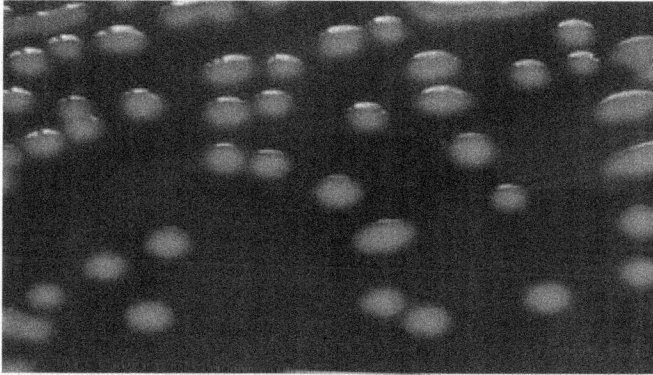

图 2-2　伯氏疏螺旋体在 BSK-Ⅱ固体培养基上的菌落

三、代　谢　特　点

伯氏疏螺旋体为微需氧菌，与梅毒螺旋体相比，有较完善的代谢通路，因此可在无生命的人工培养基中培养。有氧代谢能力弱，主要通过无氧酵解获得能量。能合成脂类化合物和主要脂肪酸，但不能合成长链脂肪酸，所以需要由宿主提供或在培养基中添加。葡萄糖是主要的碳源和能源，被螺旋体发酵后产生乳酸。伯氏疏螺旋体基因组含有较多蛋白编码基因，其中编码脂蛋白的基因就达 150 个。

四、分　类　与　分　型

伯氏疏螺旋体的总名称为广义伯氏疏螺旋体，根据 DNA 和蛋白质序列的差异，伯氏疏螺旋体目前至少可分为 19 个基因种（genospecies），主要包括：狭义伯氏疏螺旋体（*Borrelia. burgdorferi* sensu stricto，标准株为 B31）、阿氏疏螺旋体（*B. afzelii*，VS461）、安氏疏螺旋体（*B. andersonii*，21123）、伽氏疏螺旋体（*B. garinii*，20047）、日本疏螺旋体（*B. japonica*，H014）、安氏疏螺旋体拉斯塔尼疏螺旋体（*B. lusitaniae*，PotiB2）、中国疏螺旋体（*B. sinica*）、塔努克螺旋体（*B. tanukii*，HK501）、特德疏螺旋体（*B. turdae*，Ya501），巴拉西亚疏螺旋体（*B. valaisiana*，vsll6）等。目前证实具有致病性的主要有 3 个基因种，即 *B. burgdorferi* sensu stricto、*B. garinii* 及 *B. afzelii*，详见表 2-1。

表 2-1　伯氏疏螺旋体的基因种及其特点

基因种名称（参考株）	媒介	宿主	分布	备注
B. afzelii（VS461）	篦子硬蜱（*Ixodes. ricinus*） 全沟硬蜱（*I. persulcatus*）	啮齿类动物	亚洲，欧洲	正式名
B. Americana（SCW-41）	太平洋硬蜱（*I. pacificus*） 微小硬蜱（*I. minor*）	鸟类	美国	建议名
B. andersonii（21038）	齿缘硬蜱（*I. dentatus*）	棉尾兔	美国	正式名
B. bavariensis（PBi）	篦子硬蜱（*I. ricinus*）	啮齿类动物	欧洲	正式名
B. bissettii（DN127-cl9-2）	篦子硬蜱（*I. ricinus*） 肩突硬蜱（*I. scapularis*） 太平洋硬蜱（*I. pacificus*） 微小硬蜱（*I. minor*）	啮齿类动物	欧洲，美国	正式名
B. burgdorferi sensu stricto（B31）	篦子硬蜱（*I. ricinus*） 肩突硬蜱（*I. scapularis*） 太平洋硬蜱（*I. pacificus*）	啮齿类动物、鸟类、蜥蜴、大型哺乳类动物	欧洲，美国	正式名
B. californiensis（CA446）	硬蜱（包括：*I. pacificus*，*I. jellisonii*，*I. spinipalpis*）	袋鼠大鼠（kangaroo rat），骡鹿（mule deer）	美国	正式名
B. carolinensis（SCW-22）	微小硬蜱（*I. minor*）	啮齿类动物、鸟类	美国	正式名
B. garinii（20047）	硬蜱（包括：*I. ricinus*，*I. persulcatus*，*I. hexagonus*，*I. nipponensis*）	鸟类、蜥蜴、啮齿类动物	亚洲，欧洲	正式名
B. japonica（HO14）	卵形硬蜱（*I. ovatus*）	啮齿类动物	日本	正式名
B. kurtenbachii（25015）	肩突硬蜱肩突硬蜱（*I. scapularis*）	啮齿类动物	欧洲、美国	建议名
B. lusitaniae（PoTiB2）	篦子硬蜱（*I. ricinus*）	啮齿类动物、蜥蜴	欧洲，北非	正式名

续表

基因种名称（参考株）	媒介	宿主	分布	备注
B. sinica（CMN3）	卵形硬蜱（*I. ovatus*）	啮齿类动物	中国	正式名
B. tanukii（Hk501）	硬蜱（*I. tanuki*）	未知（可能为犬、猫）	日本	正式名
B. turdi（Ya501）	硬蜱（*I. turdus*）	鸟类	日本	正式名
B. spielmanii（PC-Eq17N5）	篦子硬蜱（*I. ricinus*）	啮齿类动物	美国	正式名
B. valaisiana（VS116）	篦子硬蜱（*I. ricinus*）粒形硬蜱（*I. granulatus*）	鸟类、蜥蜴	亚洲，欧洲	正式名
B. yangtze（无）	长角血蜱（*Haemaphysalis longicornis*）粒形硬蜱粒形硬蜱（*I. granulatus*）	啮齿类动物	中国	建议名
genomospecies 2	太平洋硬蜱	未知	美国	

五、基因组学

1997 年 Fraser 等在 *Nature* 报告了对伯氏疏螺旋体 B31 菌株全基因组的测序工作，这标志着伯氏疏螺旋体研究的一个里程碑。伯氏疏螺旋体基因组特殊处在于如下几点。①研究结果表明伯氏疏螺旋体 B31 株基因组由 1 个 910 725bp 的线性染色体和 21 个质粒组成。②伯氏疏螺旋体 B31 株线性染色体 G+C 含量为 28.6%（低），853 个蛋白编码基因中 500 个为已知功能蛋码基因，104 个为已知功能蛋白质编码基因，249 个基因功能尚不清楚。③B31 株含有 21 个不同质粒（12 个环状质粒，9 个线性质粒），G+C 含量很低，为 23.1%～32.3%。④总基因 1692 个，其中 150 个基因编码脂蛋白（9%）。

不同国家和地区的伯氏疏螺旋体分离株在基因和蛋白水平上显示出明显的生物多样性和异质性。

六、主要蛋白与免疫原

伯氏疏螺旋体含 100 多种蛋白，包括免疫显性的外膜蛋白。伯氏疏螺旋体其主要结构和功能蛋白分别为 20～25kDa、30～32kDa、34～36kDa、39kDa（BmpA）、41kDa、60～66kDa、83～100kDa 蛋白等。41kDa 为鞭毛蛋白，20～25kDa 为外膜表面蛋白 C（OspC），30～32kDa 为 OspA，34～36kDa 为 OspB。从不同地理和生物来源的菌株的蛋白带基本一致，但有差异。中国菌株主要蛋白具有高度的多态性和构成模式，其主要蛋白有 17.5kDa、20.5kDa、22kDa、28kDa、31kDa、32kDa、34kDa、35kDa、35.5kDa、36kDa、39kDa、41kDa、45kDa、60kDa、67kDa、81kDa、83kDa、88kDa、93kDa。蛋白谱和抗原性的差异是由于不同地区、不同来源伯氏疏螺旋体基因组成差异所致。

应用十二烷基硫酸钠-聚丙烯酰胺凝胶电泳（SDS-PAGE）法，以考马斯蓝或银染色显色，可见 30 多条蛋白带，比较重要的有外膜蛋白 A（out surface protein A，OspA）（30～31kDa）、OspB（34～36kDa）、OspC（20～25kDa）、39kDa、41kDa 和 81 / 100kDa。OspA 和 OspB 是重要的菌株候选者。重组 OspA 免疫人体可产生特异性抗体，具有保护作用，美国曾用重组 OspA（rOspA）开发疫苗成功；OspC 具有高度异质性的外膜表面蛋白，免疫原性强，在哺乳类恒温动物体内高表达，在人体感染伯氏疏螺旋体后最早出现 OspC 的特异性抗体；39kDa（BmpA）蛋白为重要的膜蛋白，是螺旋体的主要致病物质之一，免疫原性强，抗 39kDa（BmpA）抗体亦是早期感染的标志；41kDa 蛋白即螺旋体鞭毛蛋白，其蛋白肽链中央区域为种特异性抗原表达位点，可用于莱姆病的特异诊断，但应注意与其他螺旋体的血清学上的交叉反应。

伯氏疏螺旋体有 150 个基因编码脂蛋白。很多脂蛋白位于外膜表面，与蜱媒介和动物宿主细胞相互作用，充当螺旋体的毒力因子，如 OspC、DbpA、BmpA 等。

七、抵 抗 力

伯氏疏螺旋体抵抗力很弱，在自然环境中不能独立生存。在自然状态下其主要在媒介硬蜱和哺乳类动物自然宿主中循环。在培养过程中，由于伯氏疏螺旋体含过氧化氢歧化酶而不含过氧化氢酶，故对光敏感，培养基中的疏螺旋体需避光，可以用锡纸包裹存放。伯氏疏螺旋体不耐热，但在室温条件下可存活1 个月左右，4℃条件下能存活较长时间。–80℃以下低温冰箱或液氮可长期保存。如在螺旋体生长的旺盛期，在 BSK-II培养基中加入适量的二甲基亚砜或甘油，在–80℃或液氮中存放 12 个月仍可能使 95%的螺旋体保持活力。伯氏疏螺旋体对青霉素类抗生素如青霉素、头孢菌素等敏感，在低浓度（0.06～3.00μ/ml）时即有抑制作用；对氯霉素中度敏感；对甲硝唑、利福平等耐药。

八、动 物 模 型

研究人员对莱姆病动物模型进行了大量尝试。通过应用携带螺旋体的蜱叮咬动物皮肤、皮内或皮下注射含螺旋体的蜱组织匀浆及皮内接种螺旋体纯培养菌液，可使小鼠、大鼠、仓鼠、金黄地鼠、兔、猫、犬和灵长类动物等多种实验室动物感染伯氏疏螺旋体，但这些动物感染后大多没有明显症状。

目前比较成熟的是小鼠模型。不同小鼠对伯氏疏螺旋体的敏感性不同。C3H小鼠对螺旋体最敏感，感染后可以出现明显的关节炎、心脏炎的病理改变，但神经系统感染的证据不明显，BALB/c小鼠对莱姆病中度敏感，C57BL/6J（B6）小鼠对伯氏疏螺旋体耐受。恒河猴感染后症状接近人类，特别是可以出现神经损伤的表现。因此，建立莱姆病动物模型以小鼠和猴最佳，感染途径主要为硬蜱叮咬动物皮肤或动物皮内注射低传代螺旋体纯培养物。

九、中国伯氏疏螺旋体的病原学特点

张哲夫、万康林等对从我国莱姆病患者、动物和蜱分离得到160余株伯氏疏螺旋体菌株进行了形态结构、生化组成、基因和基因克隆及分类的研究。

1. 形态结构

应用电子显微镜对中国的M7菌株和美国的1个标准菌株进行了比较，两者基本形态和结构相同，具有表层、外膜、鞭毛、原生质柱，但两者在鞭毛数目上不同，中国菌株由7根和11根鞭毛组成，而M7菌株至少由7根和12根鞭毛组成。

2. 生化组成

用气相色谱法分析了中国的5个菌株和美国的B31标准菌株的脂肪酸组成，结果表明，中国菌株和美国菌株的脂肪酸组成相似，均以棕榈酸和油酸为主，占总脂肪酸的80%。用SDS-PAGE分析了中国的21个菌株和美国的B31菌株的蛋白图形。中国菌株主要蛋白呈高度多态性和异质性，外膜蛋白A（OspA）分子质量为32kDa，外膜蛋白B（OspB）为36kDa，部分菌株还具有外膜蛋白C（OspC），分子质量为20～24kDa。美国菌株外膜蛋白A和B分子质量分别为31kDa、34kDa。

3. 基因和基因克隆

①用热变性温度法测定了中国VL菌株和美国B31菌株的G+C mol%含量，VL株和B31株的G+C mol%含量相近，分别为28.1%和30.0%。而钩端螺旋体菌株的含量则为37.8%。②质粒分析表明，中国菌株的质粒组成呈现明显的不均一性和多样性，中国菌株的质粒与北美菌株同源性较低，中国菌株最大质粒为53kDa，而北美菌株最大质粒为49kDa。③Southern Blot：提取部分菌株的染色体DNA和质粒DNA，经*Hind*III消化后转膜，与北美菌株B31全细胞NA探

针进行杂交，结果表明，仅有几个中国苗株与 B31 苗株有完全一致的 DNA 酶谱，大部分中国菌株与北美菌株不同。

4. 分类

用 16～23S rRNA 基因探针分析中国伯氏疏螺旋体 rRNA 基因限制性图谱和用 5～23S rRNA 基因间隔区扩增子的限制性片段长度多态性分析了 86 株中国菌株，结果表明，中国菌株至少可分为 3 个基因种，其中 *B. burgdorferi* sensu stircto 基因种比例为 5.81%，*B. garinii* 比例为 66.28%，*B. afzelii* 比例为 23.26%，几株从南方分离的菌株的分类地位尚不能确定。其中 *B. burgdorferi* sensu stircto 基因种在亚洲是首次发现。上述研究结果表明，*B. garinii* 基因种占优势，*B. afzelii* 居第二位。基因种的地理分布，仅 4 株 *B. burgdorferi* sensu stricto 基因种分别来自北京和湖南，*B. garinii* 基因种菌株来自于北方地区，*B. afzelii* 基因种菌株来源于南方和北方地区。基因种与临床表现有密切关系，*B. garinli* 基因种与神经损伤、*B. afzelii* 与皮肤损伤呈明显相关性。

第三章 莱姆病流行病学

莱姆病是 1975 年在美国康涅狄格州旧莱姆镇（Old Lyme，Connecticut）首次发现，故称莱姆病，具有分布广、传播快、致残率高等特点。现已有世界五大洲 70 多个国家报告发现此病，而且发病率和发病区域呈迅速上升和扩大的趋势，每年感染及发病人数大约为 30 万。其中美国最严重。人群对莱姆病普遍易感，以青壮年居多，野外工作者和林业工人的感染率较高。中国于 1986 年在黑龙江省林区首次报告发现莱姆病，1988 年从患者血液中分离出病原体，迄今除台湾外，其他省区均有该病的病例报告，并从可疑患者血清中查出阳性抗体。根据流行病学研究结果及我国农村居住人口、林区居住人口、野外作业和野外旅游人数估算，我国受莱姆病威胁的人群不少于 5 亿人。由此可见，莱姆病对人类的健康构成严重危害，已成为全球性的公共卫生问题，早在 1992 年已被世界卫生组织（WHO）列入重点防治研究对象。因此，开展莱姆病流行病学的深入研究，对预防和控制该病的发生发展有着重要的现实意义和长远意义。

一、传 染 源

莱姆病是一种自然疫源性传染病，在全世界广泛分布，能携带伯氏疏螺旋体的动物较多，包括鼠、鹿、兔、狐、狼、蜥蜴等 30 多种野生动物，狗、牛、马、猪等多种家畜及 49 种鸟类。其中啮齿类动物由于数量多、分布广及感染率高等特点成为主要的传染源。在北美主要以白足鼠、白尾鹿为主。Brisson 等研究发现，北美地区白足鼠是主要的储存宿主，在白足鼠数量少的地区，其他小型啮齿动物如草地田鼠和褐家鼠也可作为储存宿主，同样会增加莱姆病的发病概率。欧洲疫源地以林姬鼠、黄喉姬鼠和沙洲田鼠为主要的储存宿主，一旦感染可终生携带伯氏疏螺旋体。Rizzoli 等研究发现，姬鼠类在欧洲是主要的储存宿主。中国已从黑线姬鼠、黄胸鼠、褐家鼠、白足鼠等 12 种啮齿动物中分离到伯氏疏螺旋体，其中黑线姬鼠和棕背鼠由于种群数量和带菌率较高，成为主要的储存宿主。研究发现，在中国西北的甘肃省，黑线姬鼠是引发莱姆病的主要储存宿主。近年来，也有学者通过分子流行病学调查发现中国云南野生树鼩中存在伯氏疏螺旋体的感染，并且感染率较高。

另外，牛、马、狗、猪等家畜也有不同程度的感染，其中狗的感染率较高。Smith 等以 3534 只狗为研究对象，在同一室外环境中生长 6 个月后有 481 只感染蜱类。进一步研究发现，近几年的感染率大概是以前的 4 倍，以 100 000 只狗为研究对象，2000 年的感染率是 0.38%，2009 年感染率是 1.79%，2010 年报告的感染率为 1.81%（其中 2000～3000 例未公开报告）。

鸟类（海鸟和候鸟）作为伯氏疏螺旋体宿主的重要性在于它能长距离传播伯氏疏螺旋体。Ishiguro 等研究发现，鸟类可以通过迁徙将伯氏疏螺旋体从亚洲大陆（中国东北和朝鲜）带到日本。人类患者也是莱姆病的传染源，但是莱姆病中人作为传染源不是很重要。

二、传 播 途 径

莱姆病主要通过节肢动物硬蜱（*Ixodes*）在动物宿主间及动物宿主和人之间传播。蜱之所以成为主要的传播媒介，是因为它有着很复杂的形态发育过程，而且雌蜱一次产卵可达 3000～5000 只。蜱的个体发育分为四个阶段，卵、幼虫、稚蜱及成蜱，后三个阶段均需要吸食宿主血液才能继续发育。幼蜱的主要宿主是自然疫源的小型啮齿类动物，稚蜱叮咬中、小型甚至大型哺乳动物，成蜱一般叮咬大型哺乳动物。迄今已在数十种节肢动物体内检测到伯氏疏螺旋体的存在。因为蜱的唾液中含有具有麻醉功能和免疫抑制剂功能的蛋白质，人群被蜱叮咬后很难感觉到，对莱姆病的及时诊断造成一定的困难。

在不同的地方，莱姆病的传播媒介有所不同。美国的传播媒介主要是肩突硬蜱（*I. scapularis*）和太平洋硬蜱（*I. pacificus*）。Hamer 等学者通过 5 年的研究调查发现美国疫源地，尤其是北美东部的植被区，伯氏疏螺旋体通过肩突硬蜱传播在成人中的感染率为 36.6%，有些地区的感染率甚至达到 95.1%，了解这些对莱姆病的早期预警有重要意义。欧洲疫源地的传播媒介主要是篦子硬蜱（*I. ricinus*）。Kempf 等研究发现，篦子硬蜱在欧洲是主要的传播媒介，引发莱姆病主要与篦子硬蜱的遗传结构有关。中国疫源地的研究工作主要在新疆天山以北、内蒙古和黑龙江北方地区。现已证实全沟硬蜱（*I. persulcatus*）在北方为优势蜱种而且带菌率高，是中国东北林区莱姆病的主要传播媒介。二棘硬蜱是长江中下游地区的优势蜱种。同时也从粒形硬蜱和寄鼷硬蜱中分离到伯氏疏螺旋体，并证实粒形硬蜱和二棘硬蜱是南方林区的重要传播媒介。某些其他蜱类及吸血节肢动物（软蜱、蚊、吸血蝇、蚤）也可以携带伯氏疏螺旋体，但它们在莱姆病流行病学中的意义尚待研究。

目前的研究表明，莱姆病的非生物媒介传播是存在的，动物间可通过尿液相互感染，甚至可以传给密切接触的人，但是人与人之间通过接触体液而传染的病例还未见报道。

三、人群易感性

人群对莱姆病普遍易感，无种族、性别及年龄的差异，以青壮年居多，男性多于女性。生活在自然疫源地有蜱滋生林区的居民和工人、野外工作者及旅游者等感染率较高，同时也是本病的高发人群。有文献资料显示，大多数国家莱姆病的发病年龄有两个高峰期，第一个高峰期是 5～9（14）岁的小孩，第二个高峰期是 50（45）～64（69）岁的成人。

人感染伯氏疏螺旋体后，伯氏疏螺旋体可在人体内长时间生存，同时引起多器官、多系统的损害。临床症状的多样性主要与患者的年龄、病原体的基因型和其他一些因素有关。阿氏疏螺旋体（*B. afzelii*）主要引起皮肤病变，伽氏疏螺旋体（*B. garinii*）与神经系统症状有关，狭义伯氏疏螺旋体（*B. burgdorferi sensu stricto*）与关节炎密切相关，这三个基因种均可引起 ECM。由于伯氏疏螺旋体有较强的穿透能力，侵犯人体后引起螺旋体血症弥漫全身，临床表现多种多样，一般分为早、中、晚三期：早期以 ECM 为主；中期以神经和循环系统损害症状为主；晚期以莱姆关节炎为主。

四、流 行 特 征

1. 地区分布

莱姆病在全世界广泛分布，除南北极外，各大洲均有病例报告，但主要集中在北半球，如北美（从南部的墨西哥边境一直到北部的加拿大各省）、整个欧洲、北非的部分地区（马格里布）和亚洲北部（俄罗斯西伯利亚和远东地区、库页岛，日本，中国及韩国），每年均有大量莱姆病的病例报告。其中以欧美地区最严重，在北美洲的美国，只有极少数州没有莱姆病的病例报告，如阿拉斯加州、亚利桑那州、蒙大拿州、内布拉斯加州和怀俄明州等。有文献报告，南半球的少数地区也有莱姆病的病例报告，如南美地区、撒哈拉沙漠以南的非洲地区、南亚地区和澳大利亚等，但迄今没有病原学证据证实这些地区是否是疫源地。莱姆病的地区分布，与其传播媒介蜱的地理分布一致。欧洲的疫源地多集中在北纬 35°～60°的区域，北美的疫源地多集中在北纬 30°～55°的区域。美国疾病预防控制中心 2004 年的报告显示，2001～2002 年美国各州向疾病预防控制中心报告的莱姆病病例为 40 792 例，发病主要集中在美国东北部、中大西洋和北部地区，而且分析结果显示，每年的发病率均会比上年增加 40%。Stanek 等研究发现，莱姆病在欧洲和北美地区的主要临床特征是相同的，多数病例仍分布在大西洋地区。中国莱姆病的疫区主要集中在东北、西北和华北部分地区的林区，分布范围广，新疆、黑龙江、吉林等省（自治区）已有大量莱姆病发病的病例报告，而且大多数省份已经分离出病原体。

2. 季节分布

莱姆病的发病时间有明显的季节性，每年有 2 个感染高峰期，第一个高峰期在夏季（6 月份），第二个高峰期在秋季（10 月份），其中以 6 月份的最明显，这与蜱的活动周期高峰基本一致。但是由于不同地区的气候条件不同，蜱的生长曲线也不同。因此，不同地区莱姆病流行的高峰期也有差异。美国大部分病例的高峰期在 6~7 月份。研究发现，1992~2006 年，美国的 50 个州上报给美国疾病预防控制中心的莱姆病发病高峰期大多在 6~7 月份，其中有 65%的患者出现 ECM，37%的患者出现莱姆关节炎症状。澳大利亚莱姆病的高峰期在 7~8 月份。Mayne 研究发现，澳大利亚近年来虫媒传染病的发病率有逐年升高的趋势，以 51 位患者为研究对象，有 28 位（55%）确诊为莱姆病，其中有 21(41%)位患者有被硬蜱叮咬的病史，大多是夏末季节（7~8 月份）在野外活动时。

其他如法国、德国、瑞典东南部、俄罗斯、保加利亚、克罗地亚、塞尔维亚、斯洛伐克等国家和地区的莱姆病高峰期一般在 5~6 月份。而在欧洲南部的一些国家，如斯洛文尼亚，莱姆病的高峰期多为 10~11 月份，主要是因为此时间段这些地区的气候会变暖，蜱类开始滋生，人群户外活动的机会增加，户外活动时间延长，莱姆病的发病率随之升高。莱姆病在中国的发病高峰期一般在 5~10 月份，其发病时间与各地区不同传播媒介蜱的种类、数量和活动周期高峰基本一致。

3. 人群分布

不同年龄和性别的人均可感染发病，但一般以少年和青壮年感染率最高，这与接触储存宿主和传播媒介机会的多少有关。莱姆病的发生与职业密切相关，野外工作者、林业工人、旅游者、牧民及猎人的感染率较高，这与他们在林区活动多，被蜱叮咬机会较多有关。Bennet 等研究，在瑞典东南部，40 岁以上男性感染率较高，与同年龄段女性相比为 48%，与 40 岁以下男性相比为 42%，与 40 岁以下女性相比为 96%。

莱姆病的流行除了以上影响因素外，还包括自然因素和社会因素。自然因素如某地区的气候、地理地貌特征及该地区动植物的种类。社会因素如户外旅游活动，家庭饲养猫、狗宠物等因素。

五、预防措施

莱姆病的防治以预防为主，目前的预防主要是避免被硬蜱叮咬，如野外活动穿防护服，皮肤搽驱蜱剂等措施。如果在疫源地区被硬蜱叮咬，尽可能早期预防性使用抗生素。然而，莱姆病的预防最有效的措施仍然是开发出疫苗，但是由于伯氏疏螺旋体存在不同的地理株型，每一地理株型的结构蛋白又比较复杂，宿主的免疫应答也十分复杂，目前没有用于临床的疫苗，莱姆病疫苗的研究尚在进行中。由此可见，莱姆病的预防是一项长期而艰巨的任务，提高全民意识，加强疫情监测和流行病学的研究是预防和控制莱姆病的重中之重。

第四章　莱姆病致病机制与免疫

人群感染伯氏疏螺旋体后，伯氏疏螺旋体可在人体内长时间生存，同时引起多系统、多器官的损害，包括皮肤、关节、心脏和神经系统等。莱姆病具有分布广、传播快、致残率高等特点，对人类的健康造成严重危害。近年来，国内外在莱姆病的研究上已经取得显著进展。

伯氏疏螺旋体主要存在于肩板硬蜱的中肠中，人被感染伯氏疏螺旋体的蜱叮咬后，螺旋体由蜱的唾液和肠反流物等侵入皮肤并在局部繁殖，经3～30日扩散后，在叮咬部位就会出现ECM，同时螺旋体还可通过血液或淋巴扩散至全身许多器官。然而，伯氏疏螺旋体的致病机制迄今尚无定论，莱姆病的发病机制尚不完全清楚，国内外大量的研究发现可能与以下因素有关。

一、病原体及其成分的直接作用

莱姆病的病原体是伯氏疏螺旋体，莱姆病菌血症期短而且血液中菌量较少，其致病可能是某些致病物质及病理性免疫反应等多因素作用的结果，主要涉及细菌表面蛋白和宿主之间的关系，引起多器官多系统的损伤。目前研究发现引发莱姆病的致病物质有很多种，现就几种重要致病物质总结如表4-1。

表 4-1　伯氏疏螺旋体的致病物质

名称	分子质量	生物/化学性质	致病作用
BmpA	39kDa	细胞表面脂蛋白	①其基因产物存在于感染者体内；②在莱姆关节炎患者中高表达
OspA	31～32kDa	外膜表面脂蛋白	①抗原性强，蜱体内表达起保护作用，哺乳动物体内极少表达；②刺激莱姆关节炎关节滑膜细胞产生多种炎性细胞因子，刺激T细胞发生增殖反应
OspB	34～36kDa	外膜表面脂蛋白	①高度的免疫原性，介导伯氏疏螺旋体在蜱体内定居繁殖继而致病；②抗吞噬作用
OspC	21kDa	外膜表面脂蛋白	①较强的抗原性，蜱和哺乳动物体内均表达；②介导螺旋体感染宿主及螺旋体的迁移致病途径：RpoN-RpoS途径
DbpB/A	19～20kDa	脂蛋白	①通过黏附于细胞外基质上致病，导致心脏、关节及中枢神经系统等受损；②致病途径：Rrp2-RpoN-RpoS途径

续表

名称	分子质量	生物/化学性质	致病作用
BBK32	55kDa	表面脂蛋白	①在哺乳动物体内表达最高，与哺乳动物所处的环境有关，在蜱体内表达最低；②致病主要与纤维连接蛋白的结构有关，尤其在莱姆病的感染过程中发挥重要作用
BBA64（P35）	33kDa	表面脂蛋白	①主要是在蜱叮咬和感染脊椎动物的过程中发挥作用，它的突变株感染哺乳动物宿主；②体内研究发现此蛋白在 Rpos 途径表达过程中有重要作用
补体抑制因子			伯氏疏螺旋体侵入宿主体内后，能活化补体替代途径释放 C3a、C5a 等炎症介质而致病

　　莱姆病临床症状的多样性主要与患者的年龄、病原体的基因型和其他一些因素有关。迄今已知至少有 3 个基因型对人类有致病性，*B. afzelii*（埃氏疏螺旋体）主要引起皮肤病变，*B. garinii*（伽氏疏螺旋体）与神经系统症状有关，*B. burgdorferi* sensu stricto（狭义伯氏疏螺旋体）与关节炎有关，这 3 个基因种均可引起 ECM。*B. burgdorferi* sensu stricto 主要分布在美国和欧洲，*B. garinii* 和 *B. afzelii* 主要分布于欧洲和日本。莱姆关节炎在许多方面与其他细菌引起的关节炎不同，莱姆关节炎关节肿胀的原因是由于关节内的螺旋体或螺旋体碎片衍生的纤维蛋白和胶原基质的影响。美国疾病预防控制中心（CDC）报告，在美国引起莱姆关节炎的基因型主要是 *B. burgdorferi* sensu stricto。然而，研究发现，在欧洲以上 3 个基因型均可引起莱姆病，这是因为欧洲莱姆病的传播媒介主要是篦子硬蜱，这种蜱类可以同时感染多个基因种型引发莱姆病。

　　中国台湾有学者收集 95 位莱姆病患者的血清和皮肤活检标本，通过分子生物学方法，用系统进化分析法分析后发现 *B. afzelii* 在同基因种群中的序列同源性为 100%，证实 *B. afzelii* 与莱姆病的皮肤病变有关，但这一研究的可信性目前仍有争议。基因种 *B. garinii* 主要与神经莱姆病（Lyme neuroborreliosis, LNB）有关，Panelius 等研究，体内的 *B. garinii* 可引起神经莱姆病，取 4 名莱姆病神经系统损害患者的脑脊液检查，其中就有 1 人是由基因型 *B. garinii* 致病。

二、炎性细胞因子的作用

　　莱姆关节炎的发病机制尚不完全清楚，主要原因可能是螺旋体脂蛋白在感染早期引起机体固有免疫应答，随后引起适应性免疫应答，从而造成关节炎症和损伤。在小鼠螺旋体感染模型中发现，螺旋体先在局部繁殖，随后扩散至全身，分布到关节、神经、心脏等其他组织或器官。在 10～14 日时出现明显的关节水肿和炎症，主要在膝关节和踝关节。病理切片可见最初主要以中性粒细胞浸润为主，随后伴随单核细胞浸润、滑膜增生和血管翳的形成，但几周后缓解。近年来体内外的研究发现，多种炎性细胞因子在莱姆关节炎的致病机制中均发挥重要作用。

1. 刺激因子和抑制因子

白细胞介素（interleukin，IL）是由多种细胞产生并作用于多种细胞的一类细胞因子。目前已发现 30 多种白细胞介素，主要参与免疫调节、造血、炎症反应等过程。国内外学者研究发现，白细胞介素在莱姆关节炎的致病机制中发挥重要作用，常见的有 IL-1、IL-6、IL-8、IL-10、IL-32、IL-37 等，其他如转化生长因子 β（transforming growth factor-β，TGF-β）和 TNF-α 也有一定的作用。其中 IL-1、IL-6、TNF 和趋化因子家族是启动炎症反应的关键因子，被称为促炎因子。

体内外的研究发现，伯氏疏螺旋体的脂蛋白可激活 Toll 样受体 2（TLR2），导致关节组织的巨噬细胞活化，释放炎前细胞因子（pro-inflammatory cytokines），包括 IL-1、IL-8 和 TNF-α，引起中性粒细胞渗出和浸润，启动炎症过程。伯氏疏螺旋体内的中性粒细胞可以诱导 IL-1、IL-6、IL-23 和 TNF。研究表明，IL-1 和 TNF-α 可诱导滑膜细胞产生胶原酶和前列腺素，胶原酶可溶解关节中的胶原纤维，引起关节损伤，而前列腺素可导致疼痛加重，这在关节炎的形成和加重上起重要作用。另外，TNF-α 和硝基酪氨酸对神经鞘细胞和轴索有直接的损伤。这些细胞因子和炎症介质虽能造成机体的损伤，但也有助于宿主的免疫防御。研究发现，IL-10 可以抑制莱姆关节炎的炎症应答过程，主要是通过抑制炎性细胞因子产生的巨噬细胞来抑制伯氏疏螺旋体及其脂蛋白引起的炎症应答，从而抑制莱姆关节炎的发生。

IL-32 是新近发现的一种炎症细胞因子，主要由 T 淋巴细胞、自然杀伤细胞、上皮细胞和血液单核细胞产生。在适应性免疫应答和固有免疫应答中发挥重要作用，是一种前炎症反应细胞因子，与疾病的严重性程度有关，尤其是自身免疫性炎症性疾病。因此，它的主要作用是诱导细胞因子的产生，且与多种炎症性疾病有关。研究发现，IL-32 可以协同核苷酸结合寡聚化结构域蛋白 1（nucleotide-binding oligomerization domain protein，NOD1）和核苷酸结合寡聚化结构域蛋白 2（NOD2），通过胱天蛋白酶-1（caspase-1）依赖的信号通路途径促进细胞分化，激活 IL-1β 和 IL-6 的产生，在炎症反应和自身免疫性疾病等方面发挥作用。另有研究发现，IL-32 在类风湿关节炎滑膜的活组织检测中呈高表达，而在骨关节炎的滑膜组织中没有检测到 IL-32 的表达，可认为 IL-32 作为前炎症反应细胞因子在参与类风湿关节炎的发生发展并和其严重程度密切相关。莱姆关节炎的发生即与固有免疫反应有关，也与适应性免疫反应有关，与类风湿关节炎某些致病机制相似，因此编者认为，莱姆关节炎的发生与 IL-32 有关，其究竟如何致病有待进一步研究。

IL-37 是新近发现的一种具有炎症抑制作用的细胞因子。它属于 IL-1 家族，与经典 IL-1 家族成员具有共同结构域，经过半胱氨酸天冬氨酸蛋白酶-1 的剪切变成熟，在外周血单核细胞、树突状细胞、巨噬细胞和上皮细胞中均可检测到 IL-37 的表达。研究发现，IL-37 具有抑制固有免疫应答的作用，是固有免疫的抑制因子。IL-37 在病原微生物的清除过程中发挥重要作用，具有抗炎和免疫抑制作用，与自身免疫性疾病、感染性疾病及代谢性疾病的发生发展有关。免疫组化染色发现类风湿关节炎患者滑膜组织细胞内 IL-37 的表达水平较高，由此说明 IL-37 可能介导一种负反馈机制抑制炎症的过度表达。由此可见，莱姆关节炎的发生可能与 IL-37 有一定联系，但其究竟如何诱导莱姆关节炎的发生，仍有待进一步研究。

转化生长因子-β（transforming growth factor-β，TGF-β）是一种多功能的蛋白质，在调节细胞生长、分化及调节免疫功能方面起重要作用，具有强免疫抑制作用，可抑制多种免疫细胞（如造血干细胞、T/B 细胞和单核巨噬细胞）生长及功能，在细胞因子网络中发挥下调免疫应答作用。TGF-β 的信号传递主要通过 SMAD 信号通路和（或）DAXX 信号通路。研究发现，正常人关节滑膜中 TGF-β 的表达很低，且仅血管内皮细胞有 II 型受体的表达，而关节炎患者滑膜中 TGF-β 及其受体表达明显增强，这是因为关节炎时关节滑膜增厚，滑膜细胞增生，增生的滑膜细胞可分泌多种炎症因子，参与滑膜炎症反应及软骨和骨质的破坏。另外，关节炎患者的外周血中 TGF-β 的水平也是升高的。莱姆关节炎中 TGF-β 的过度表达主要与慢性萎缩性肢皮炎相关。

2. 趋化因子

趋化因子（chemokines）是指白细胞和某些组织细胞分泌的一类小分子蛋白（分子质量多为 8～10kDa）。根据其分子 N 端半胱氨酸残基的数目和排列位置可分为四个亚家族：即 CXC、CC、C 和 CX3C。趋化因子受体根据其对应的趋化因子分类，包括 CXCR1～5、CCR1～11、CR1 及 CX3CR1。趋化因子的功能行使主要由趋化因子受体介导，趋化因子与其受体之间的相互作用控制着各种免疫细胞定向迁移，吸引炎性细胞移动到炎症部位，增强炎性细胞的吞噬杀伤功能，促进其释放炎性介质参与炎症的发生发展过程，在固有免疫和适应性免疫反应中发挥作用。通过对关节炎易感小鼠（C3H）和耐受小鼠[C57B16/J（B6）]模型中细胞因子和趋化因子表达的比较发现，只有中性粒细胞趋化因子受体 CXCL1（KC）和单核巨噬细胞趋化因子受体 CCL2（MCP-1）在 C3H 小鼠关节中过度表达。对 CXCL1 和 CCL2 在莱姆关节炎中严重程度进行比较发现，CCL2 缺陷小鼠的关节炎较重，而 CXCL1 缺陷小鼠关节炎较轻。另有研究发现，当伯氏疏螺旋体侵入心脏时，可以诱导巨噬细胞趋化因子受体 CCL2 在莱姆心脏炎中表达，但是目前没有动物模型报道 CCL2 在心脏损害中的严重程度究竟如何。

Rupprecht 等学者，在神经莱姆病患者脑脊液中发现一种 B 淋巴细胞趋化因子受体 CXCL13（BLC），而在非炎症性或其他炎症性神经系统损害患者脑脊液中未发现，由此推断，CXCL13 与神经莱姆病的发生有关，可作为一种早期感染指标。Schmidt 等收集神经莱姆病患者的脑脊液和血清样本，采用 ELISA 和标准曲线测定样本浓度，结果发现趋化因子受体 CXCL13 在莱姆病神经系统损害时有一定的敏感性和特异性，这与伯氏疏螺旋体表面特异性抗体有关，进一步证实以往学者的观点。有学者研究发现，CXCL9 和 CXCL10 在莱姆病 ECM 伴随慢性萎缩性肢皮炎中高表达，而 CXCL13 在莱姆淋巴瘤中高表达。综上所述，趋化因子及其受体对莱姆病及其并发症的致病机制至关重要。

3. T 细胞的作用

效应性 CD4$^+$T 细胞即辅助性 T 细胞（helper T cells，Th）具有协助体液免疫和细胞免疫的功能，在机体适应性免疫应答和免疫调节中发挥作用，通过与主要组织相容性复合体 Ⅱ（major histocompatibility complex Ⅱ，MHCⅡ）递呈的多肽抗原反应被激活，激活后 Th 细胞可以分泌细胞因子，调节或者协助免疫反应。决定 CD4$^+$T 细胞分化方向的关键因素是局部微环境中细胞因子的不同。CD4$^+$T 细胞在不同细胞因子环境中可分化为 Th1、Th2、Treg 和 Th17 四个亚群，在一定条件下，各 Th 细胞亚群之间可以互相转化，从而使机体的免疫效应和免疫抑制处于平衡状态。伯氏疏螺旋体的脂蛋白经过一系列反应启动炎症过程后，巨噬细胞对螺旋体抗原进行加工、处理和提呈，导致 CD4$^+$T 细胞活化，发挥细胞免疫反应，释放更多细胞因子，进一步加重关节炎，并使关节炎慢性化。早期研究认为，在莱姆关节炎发生过程中，CD4$^+$Th1 细胞发挥主要作用，CD8$^+$T 细胞起次要作用，而 CD4$^+$Th2 细胞和 B 细胞对关节炎有对抗作用。但目前这一观点遭到质疑。

近年来，新的研究发现，在多种关节炎模型中，主要是 Th17 细胞而不是 Th1 细胞发挥致病作用。Th17 细胞，一个新亚群 Th 细胞，通过释放 IL-17 及其他细胞因子在自身免疫组织损伤中起到至关重要的作用，为阐述莱姆关节炎致病机制打开新思路。进一步研究，在莱姆关节炎患者关节液中检测到 IL-17，此外在中性粒细胞和单核巨噬细胞诱导出的 IL-1、IL-6、IL-23 和 TGF-β 都是 Th17 细胞分化中重要的细胞因子。同时在莱姆关节炎患者的血清学检查中发现，大多数患者的血清中含有 Th17 细胞，固有免疫系统和诱导出的 Th17 细胞的免疫应答对莱姆关节炎发病机制的研究有重要作用。

调节性 T 细胞（regulatory T cells，Treg）是体内存在的另一类功能独特的 T 淋巴细胞亚群，能够分泌 IL-4、IL-10 和 TGF-β，对效应 T 细胞具有免疫抑制作用，能够控制免疫应答的强度，减轻对机体组织的损伤。而 Th17 细胞的标志性细胞因子 IL-17 在关节炎模型中被认为是一种促炎因子，IL-17 可以联合局部炎性因子 IL-6、IL-8 和基质金属蛋白酶等进一步加剧关节损伤。促炎性 Th17 细胞与抑制性 Treg 之间平衡的破坏在自身炎症性免疫疾病中是一个关键因素。

4. Toll 样受体

Toll 样受体（Toll-like receptors，TLR）是表达在细胞表面或细胞内的 I 型跨膜糖蛋白，分为胞膜外区、胞质区和跨膜区三部分，存在于多种细胞中，包括上皮细胞及多种免疫细胞（如巨噬细胞和树突状细胞等），属于模式识别受体家族。Toll 样受体在机体感染的固有免疫中起关键作用，也是连接固有免疫和适应性免疫的桥梁。当机体感染伯氏疏螺旋体后，螺旋体脂蛋白可以激活 Toll 样受体，特别是 TLR-2 和 TLR-4，连同 CD14 细胞，启动炎症反应过程。除此之外，Toll 样受体信号通路中的 MyD88 信号分子缺乏也可引发炎症，相反，趋化因子受体 CXCR2 可以减少炎症发生。Bernardino 等研究，TLR1、TLR2、TLR5 和 TLR9 与神经莱姆病发病机制有关，以恒河猴的星形胶质细胞和小神经胶质细胞为模型，研究 TLR 在伯氏疏螺旋体介导的炎症反应中作用，结果表明，星形胶质细胞和小神经胶质细胞的炎症免疫反应与 TLR1、TLR2 和 TLR5 有关。另外该研究发现，小神经胶质细胞的吞噬作用除了与 TLR1、TLR2 和 TLR5 有关，还与 TLR4 有关。Dickinson 研究，机体感染伯氏疏螺旋体后，伯氏疏螺旋体逃避适应性免疫应答，通过改变其表面脂蛋白的表达而改变宿主自身抗原的表达，为了控制伯氏疏螺旋体感染，宿主依赖 B 细胞的体液免疫应答，Toll 样受体是获得 T 细胞依赖性抗原和 T 细胞非依赖性抗原必不可少的物质，在莱姆病中有重要作用。大多数学者认为，TLR1/2 在莱姆病致病机制中较为重要，以 TLR1/2 缺陷小鼠与野生型小鼠为模型，研究发现伯氏疏螺旋体的多种基因表达发生改变，如 *bbe21*（伯氏疏螺旋体质粒编码基因）和 *bb0665*（糖基转移酶编码基因）在 TLR1/2 缺陷小鼠体内高表达，而 *bb0731* 和 *bba74*（细胞周质蛋白编码基因）在 TLR1/2 缺陷小鼠体内低表达，PCR 检测技术支持以上观点。综上所述，Toll 样受体对阐述莱姆病的致病机制有重要意义。

三、自身免疫因素

一些比较难治的关节炎可能是由于伯氏疏螺旋体的外膜蛋白与关节中某些组织细胞成分相类似而引起免疫性疾病，目前的研究主要有三种解释：持续感染，T 细胞表位的模仿及其他细胞的活化。也有人提出第四种解释，即保留伯氏疏螺旋体的自身抗原性，但这在莱姆关节炎患者的关节组织样本中并未得到证实。

新的研究表明，难治性莱姆关节炎是伯氏疏螺旋体感染后的一种长期慢性免疫性关节炎，与自身抗体和 T 细胞的免疫应答有密切关系。而且，人类淋巴细胞功能相关抗原-1（LFA-1）与伯氏疏螺旋体外膜表面抗原 A（OspA）肽链部分有部分同源性，OspA 会延长关节炎的病程，LFA-1 是一种局部激动剂，会引起关节炎的持续症状。Steere 等通过小鼠模型研究发现，伯氏疏螺旋体感染人体的同时，OspA 可以激活 Th1 的免疫应答，继而引起自身免疫性应答引发关节炎。此外，伯氏疏螺旋体的外膜蛋白 OspB 有抗吞噬作用，细胞壁中的脂多糖（lipopolysaccharide，LPS）具有类似细菌内毒素的生物学活性，提示可能参与致病过程。

伯氏疏螺旋体鞭毛蛋白（41kDa）有属特异性和强免疫原性，其抗体出现也是早期感染指标之一，但与其他疏螺旋体有交叉反应。研究发现，菌体蛋白 41kDa 的单克隆抗体与人神经轴突存在部分共同或相似抗原，从而引起病理性免疫反应参与致病过程，导致自身免疫性疾病的发生。

四、结　　语

近年来体内外的研究发现，多种炎性细胞因子在莱姆关节炎的致病机制中发挥重要作用，如刺激因子、抑制因子、趋化因子、Th 细胞及 Toll 样受体等。本实验室将纯化的 rBmpA 稀释蛋白液直接注射至昆明小鼠胫跗关节腔内诱导莱姆关节炎，然后检测关节组织匀浆中细胞因子 Th17 的变化，从而验证 rBmpA 与莱姆关节炎致病机制的关系，为阐述莱姆关节炎致病机制提供新思路。莱姆病是一种严重危害人类健康的虫媒传染病，对其致病机制详细而全面的研究，可以为临床医师预防和治疗莱姆病提供新的依据。

第五章　莱姆病临床表现

由于伯氏疏螺旋体有较强的穿透能力，侵犯人体后可引起螺旋体血症弥漫全身，引起多系统多器官的损害，主要累及皮肤、关节、心脏和神经系统，临床表现复杂多样且无特异性，一般分为早、中和晚3期，这3期可以仅出现早期或中期重叠，也可呈典型3期经过。早期以ECM为特征，中期以神经系统损害（15%）和心脏传导障碍（8%）为特征，晚期以慢性关节炎（60%）为特征并继发慢性萎缩性肢皮炎（acrodermatitis chronic atrophicans，ACA），部分患者有精神异常的表现，严重者可致残甚至死亡，严重危害人类的健康及生活质量。目前，莱姆病已成为全球性的公共卫生问题，引起广大学者密切关注。本文就莱姆病临床表现的研究进展进行总结。

一、皮　肤　病　变

皮肤是莱姆病最常受影响的组织，莱姆病皮肤的损害通常表现为3种：ECM、莱姆淋巴细胞瘤和慢性萎缩性肢皮炎（ACA），这些症状见于80%的莱姆病患者。伯氏疏螺旋体群具有高度的遗传性，至少可分为12个基因种型，目前已知这12个基因种型中至少有3个基因种型对人类有致病性，即狭义伯氏疏螺旋体（*B. burgdorferi* sensu stricto），伽氏疏螺旋体（*B. garinii*）及埃氏疏螺旋体（*B. afzelii*）。研究发现，*B. burgdorferi* sensu stricto 和 *B. garinii* 在1/3的莱姆病患者中引起ECM，*B. afzelii* 也可引起ECM，但其主要引起慢性萎缩性肢皮炎，*B. afzelii* 和 *B. garinii* 已经证实与莱姆淋巴瘤有关，但是目前没有足够的临床资料来支持这一观点。

1. ECM

ECM是莱姆病早期最常见的临床症状，同时也是莱姆病一种可靠的临床诊断标准。人被疫蜱叮咬后，伯氏疏螺旋体由蜱的唾液及肠反流物等侵入皮肤并在局部繁殖。经3～30日潜伏期，在叮咬部位出现一个或数个移行性红斑（ECM），初起为红色斑疹或丘疹，随后逐渐向四周呈环形扩大，外缘有鲜红边界，中央呈退行性变，似枪靶形。皮损逐渐扩大直径可达5～50cm，扁平或略隆起，表面光滑，偶有鳞屑，有轻度灼热和瘙痒感。

ECM 一般发生在蜱叮咬后 3～30 日，某些患者的红斑不仅发生在蜱叮咬处，还可发生于其他部位。皮疹中心有时呈深色红斑、硬结、水疱或坏死，可发生在身体的任何部位，大腿、腹股沟及腋窝为常见部位，手掌、足部和黏膜较罕见。儿童的 EM 多见于耳后发际，直径 10～16cm，病变部位的大小主要取决于疾病的持续时间，一般为 10 日左右，形态学上可表现为单个孤立的 EM 或多个 EM，成年患者的 EM 常出现在腿部。多数患者的红斑随病程进展而逐渐增大，同时伴有疲劳、发热、头痛、淋巴结肿大、颈部轻度强直、关节痛、肌痛等。也有些患者会发生继发性 ECM、弥漫性红斑或荨麻疹。皮损一般经 2～3 周可自行消退，偶留有瘢痕与色素沉着。

2. 莱姆淋巴细胞瘤

莱姆淋巴细胞瘤是由于 B 淋巴细胞受损而出现的一种比较罕见的皮肤症状，由皮肤或皮下组织的密集淋巴细胞组成的 1～5cm 的单个蓝-红色肿包。研究发现，莱姆淋巴瘤在儿童中多见于耳部，成年妇女多见于乳晕，阴囊和腋窝部位比较少见，常出现在 EM 之前或伴随 EM 出现，欧洲国家多见。临床上鉴别诊断主要包括皮肤的淋巴瘤、异物肉芽肿、结节病、瘢痕疙瘩和乳腺癌等，真皮外的体征和症状较罕见。

3. 慢性萎缩性肢皮炎

慢性萎缩性肢皮炎（ACA）是莱姆病晚期一种罕见的皮肤损害表现，皮损为紫癜样皮疹，逐渐融合成片状损害，又有萎缩，呈瓷白色。好发于下肢末端，原因不明，多见于中年妇女，但近年来研究发现该病正在年轻化，儿童中也有此病的病例报告。研究发现，欧洲每年每 10 万人中约有 4 例病例报告，全球每年每 10 万人中约有 50 例病例报告。美国只有极少数的病例报告，致病主要与基因种型 *B. afzelii* 有关。又有研究发现，10%～20% 的患者发病与细胞因子（如 TGF-β）的过度表达有关，病变多见于肘部和膝盖，起初为红色或淡黄色皮疹，随之演变成硬化性肢端皮炎，需与硬皮病相鉴别。

二、神经系统病变

10%～15% 的莱姆病患者在皮疹同时或皮疹消退后 1～6 周会出现神经系统损害症状（也可发生在无皮疹史者），常见的临床表现包括淋巴细胞性脑膜（脑）炎、脑神经炎和疼痛性神经根炎，晚期患者会出现神经系统的并发症，如脊髓炎、末梢神经炎、舞蹈症、小脑共济失调或大脑假性肿瘤（良性颅内压增高）、痴呆及人格障碍等，这些表现可单独或联合出现。脑脊液的典型变化为淋巴细胞增高，同时伴蛋白增高。症状持续数月，大多数患者可以痊愈。

淋巴细胞性脑膜（脑）炎一般出现于感染后几周或几月，是莱姆病神经系统损害早期的典型特征。其表现类似无菌性脑膜炎，患者多表现为发作性头痛和轻度颈强直，头痛程度不等，伴有疲劳和关节疼痛，无发热，颅内压不高，无病理反射，常伴有面神经麻痹。脑脊液特征表现为淋巴细胞增高，蛋白增高，糖含量正常。研究发现，80%～90%的患者脑脊液检查可见特征性的 IgG 和 IgM，血清学检查可见 IgG。脑膜炎可演变为慢性复发性或轻度脑炎，主要表现为嗜睡、记忆力下降和情感障碍。

脑神经炎典型的表现是面神经麻痹，50%～60%的患者可造成单侧或双侧的外周面部瘫痪，伴随脑脊液细胞增多。少数患者会累及三叉神经和动眼神经。病程一般持续数周至数月不等。有时也可出现其他损害症状如复视、视神经萎缩、听力减退等。有学者以 19 位（15 位女性，4 位男性，年龄 14～61 岁，平均年龄 38 岁）急性外周性面瘫患者为研究对象，通过泪试验、听反射等评价其麻痹程度，结果发现，右侧面瘫的患者有 12 位（63.2%），左侧面瘫的患者有 7 位（36.8%），未发现双侧面瘫患者。

疼痛性神经根炎常表现为胸、腹部的带状剧烈疼痛，夜间发作，可移行至其他部位，严重者影响睡眠，症状持续数周至数月不等。Elamin 等以 30 位莱姆病患者为研究对象，其中 15 位（50%）出现神经系统损害症状，12 位（80%）伴随疼痛性神经根炎，7 位（46%）伴随脑神经炎。其他神经系统损害的并发症如末梢神经炎，常表现为四肢远端麻木、疼痛，呈手套、袜套样分布。

三、心脏病变

4%～10%未经治疗的成年莱姆病患者，发病几周后可能出现急性心脏病变，房室传导阻滞最常见，约 50%的患者发展成完全性房室传导阻滞。研究发现，在美国，莱姆心脏炎是莱姆病最常见的并发症，常发生于致病后的 21 日内，包括房室传导阻滞（一度、二度和三度）、急性心包炎及轻度左心室功能不全等，其中莱姆心肌炎在成人中的发病率为 4%～10%，短暂房室传导阻滞的发病率约为 77%，约 50%患者发展为完全性房室传导阻滞。儿童也会出现莱姆心脏病变，发病起初无症状，很快就演变为房室传导阻滞。

伯氏疏螺旋体寄居于房室结，影响房室结传导功能，严重者出现三度房室传导阻滞。此外急性心肌心包炎、轻度左心室功能衰竭、心脏扩大和死亡性全心肌炎等也可见。Wagner 等研究，匈牙利每年有约 1000 例莱姆心脏病的病例报告，多数患者表现为急性房室传导阻滞，偶亦可发生其他心脏炎症，男性伴晕厥者多发生三度房室传导阻滞。使用抗生素治疗后，临床症状和心电图异常会消失，病程持续仅数周，但可复发，多数病例可以治愈，严重者亦可致死。

四、关节病变

在蜱叮咬几个月后，60%未经治疗的莱姆病患者可出现关节病变，发展为莱姆关节炎。莱姆关节炎是莱姆病晚期最常见且最严重的临床表现，危害也最大。常表现为间隙性关节肿胀和疼痛，但很少出现发红，有水波感，不对称，反复发作，可有少量积液，严重者可引起肌肉炎、肌腱炎等。部分患者可出现持续性关节炎，伴有软骨和骨组织的破坏。少数病例可发生骨髓炎、脂膜炎或肌炎。人类主要累及膝、肘、髋等大关节，小关节周围组织也可受累，实验用动物模型的病变多见于胫跗关节，如昆明小鼠等。研究发现，莱姆关节炎在儿童和成人中的发病率相当，多数患者表现为间断性的单关节受累。其与类风湿关节炎的主要区别是：莱姆关节炎多为间断发作的单关节炎，或者一侧关节病变重另一侧关节病变轻，而类风湿关节炎的两侧关节均会累及且病变较重。又有研究，莱姆关节炎由多种致病因子引起，如 bba57 因子，是莱姆病后期最常见的症状，经常发生在感染初期后的几周或几个月，多表现为突然发作的单侧关节炎，侵犯膝关节等大关节，导致膝关节肿胀和疼痛。

五、结　语

莱姆病在全球的分布相当广泛，发病率和感染率高。一旦发病就会累及全身多器官多系统的损害，临床表现复杂多样无特异性，是一种对人类健康危害严重的媒介传染病。了解莱姆病的临床表现，及时作出诊断和治疗是治愈莱姆病的关键，提高临床医师对莱姆病临床表现的全面认识是减少该病误诊误治的重中之重。

第六章 莱姆病诊断

第一节 实验室诊断技术

伯氏疏螺旋体基因型的复杂性及临床表现的多样性，给莱姆病的临床诊断带来了困难，当临床症状不典型时，莱姆病实验室诊断具有重要指导意义，因而，实验室诊断莱姆病成为研究的重点。

一、病原体的直接检测

病原体的直接检测包括组织或外周血螺旋体直接光学显微镜检测及临床样本中螺旋体的分离培养，其中，临床样本中螺旋体的分离培养无疑为莱姆病的诊断提供确凿的证据。培养出的螺旋体运动活泼，可以用相差显微镜或暗视野显微镜观察到，也可以通过镀银染色在普通光学显微镜下或进行荧光染色后在荧光显微镜下观察细长的螺旋体。伯氏疏螺旋体在 BSK-II（Barbour-Stoenner-Kelly II medium），BSK H, Kelly medium Preac-Mursic [MKP]液体培养基中生长良好，也可以在固体培养基上生长，有利于螺旋体纯系菌株的选择。Pejchalová 等收集 305 只篦子硬蜱，采用 BSK-H 培养基对其中肠研磨液进行螺旋体培养，通过暗视野显微镜观察活动的螺旋体，其中 45 个样本阳性，阳性率14.8%。Guner 等采用 BSK-II 培养基对 299 只篦子硬蜱的内脏进行螺旋体培养，其中 12 个硬蜱暗视野显微镜检查螺旋体阳性，阳性率为 4%。Oksi 等对 EM 患者的皮肤组织和血液样本进行伯氏疏螺旋体培养，结果表明，皮肤组织培养14/65（21.5%）的患者阳性，血液样本培养 6/78（7.7%）的患者阳性。Lebech等对 31 名 EM 患者的皮肤组织进行伯氏疏螺旋体培养，其中 9（29%）名患者阳性。

由于临床样本中螺旋体数目稀少，螺旋体生长周期长，分离培养不仅耗时，价格昂贵，阳性率低，而且需要在特定的环境中进行。因此病原体的直接检测在临床应用中受到了限制。

二、免疫学检测方法

由于伯氏疏螺旋体抗原结构的复杂性，临床样本抗原的直接检测受到了限制，因此，抗体检测成为临床莱姆病诊断的主要实验室方法。

1. 抗原的制备

许多早期的研究把鞭毛蛋白 FlaB（41kDa）作为莱姆病免疫学检测的主要诊断抗原，在伯氏疏螺旋体感染后几日即可产生强烈的 IgG 和 IgM 反应，但是 FlaB 同其他细菌抗原及哺乳动物组织（如神经组织，滑膜，心肌）中的抗原有交叉反应。然而鞭毛蛋白 FlaB 内部，包括变异的、种特异性免疫显性成分，与整个蛋白相比，同其他细菌的交叉反应低。有研究表明，鞭毛外膜蛋白 FlaA（37kDa）也是莱姆病早期阶段主要诊断抗原。OspC 蛋白（23kDa）是一种由质粒编码的免疫显性抗原，用于莱姆病 IgM 抗体的检测，有助于莱姆病的早期诊断。目前，OspC 蛋白起源的合成抗原 pepC10 是一个高度保守的 10 个氨基酸长度的多肽类抗原，也可用于莱姆病的早期诊断。VlsE 蛋白（34～35kDa）是新近发现的由伯氏疏螺旋体 B31 线性质粒体 1p28-1 编码的表面蛋白，其中不可变区域（invariable region，IR6）具有较强的免疫原性，并且是伯氏疏螺旋体中的保守序列，其合成的 C6 缩氨酸抗原可以用于莱姆病的诊断。Barbour 等发现伯氏疏螺旋体脂蛋白 BBK07 为一个免疫显性抗原。Coleman 等研究表明 BBK07 是一个体内产生的表面抗原，其在哺乳动物感染时选择性表达，可作为莱姆病血清学诊断标志。更近一步的研究表明比起全长 BBK07 蛋白抗原，BBK07 来源的多个缩氨酸组合抗原更有利于伯氏疏螺旋体感染的检测，并且可以检测 C6 和 pepC10 抗原检测不到的莱姆病患者，可达到 90% 的敏感性和几乎 100% 的特异性。

用于莱姆病诊断的抗原还有 DbpA 蛋白（莱姆病 IgG 抗体检测）、BBK32 蛋白、BmpA 蛋白、OspA 蛋白。目前，特异性重组抗原（如 VslE、DbpA、BBK32 和 OspC 等）和合成的多肽类（如 C6 抗原和 pepC10 抗原）已经成功地用于莱姆病血清学检测，其中，最敏感的抗原为用于 IgM 抗体检测 pepC10 抗原和用于 IgG 抗体检测的 C6 抗原，并且 VlsE 及 VlsE 来源的 C6 合成抗原在市场上可以买到。

2. 抗体检测的方法

莱姆病抗体检测的方法很多，早期有间接免疫荧光抗体试验（indirect immunofluorescent-antibody assays，IFA）和变异的荧光抗体试验（A quantitative，indirect， fluorescence immunoassay，FIAX），现已经逐渐被酶免疫测定所替代，

包括酶联免疫吸附试验（enzyme-linked immunosorbent assay，ELISA）、酶联荧光试验（enzyme-linked fluorescent assay，ELFA），这些方法易于自动化，其他还有蛋白质印迹法、免疫层析法（immunochromatographic assay）及斑点实验（dot blot assay）。

（1）酶联免疫吸附试验（ELISA）：普遍用于莱姆病血清抗体的检测，通常情况下，ELISA 检测使用莱姆螺旋体全细胞超声裂解产物作为抗原来分别检测 IgM、IgG 或 IgA 抗体，或者进行抗体联合检测。目前，重组抗原、合成的多肽类抗原及联合抗原的使用使 ELISA 检测的敏感性和特异性有所提高，并且适用于莱姆病不同阶段的检测。有研究表明，VlsE 来源合成的 C6 缩氨酸抗原适用于急性期和恢复期血清抗体的诊断，具有较高的敏感度和特异性，在疾病的早期和晚期，灵敏度分别为 75% 和 100%，其特异性均可达到 90%～99%。不仅如此，VlsE 抗原除了 C6 区域外，其他的免疫显性表位同样可提高检测的灵敏度。

ELISA 检测的优点在于操作简便，可进行定量分析，自动化程度高。不足在于 ELISA 检测缺乏标准化。对于游走性红斑（EM）患者，血清学检测灵敏度低并且可能出现假阳性结果，因此不推荐用于莱姆病 EM 的常规性诊断。

（2）间接免疫荧光试验（IFA）：是检测伯氏疏螺旋体常用的方法，是将培养的螺旋体固定到玻片上，与稀释的待测血清混合，然后加入异硫氰酸荧光素标记的抗人 IgG 或 IgM，利用荧光显微镜检测抗体。通常待测血清抗体效价 IgM 1∶128 或 IgG 1∶256 时可确诊为莱姆病。但由于该方法需要荧光显微镜和训练有素的工作人员，且主观性较强，以致 IFA 在临床莱姆病诊断应用中受到了限制。后来，该方法改进为变异的荧光抗体试验（FIAX），利用自动化系统读取荧光的强弱，在当时适用于临床莱姆病的诊断。

（3）蛋白质印迹法：是在蛋白质电泳分离和抗原抗体检测的基础上发展起来一项检测蛋白质的技术，它将 SDS 聚丙烯酰胺凝胶电泳的高分辨力与抗原抗体反应的高特异性相结合，可用于伯氏疏螺旋体的检测。但是由于伯氏疏螺旋体种内及种间抗原的多样性，其抗原的选择直接影响伯氏疏螺旋体抗体的检测。比较全细胞抗原，重组抗原的选择可使蛋白质印迹法检测的灵敏度从 63.8% 增加到 86.1%，并且易于标准化，但其检测的特异性不会改变。在神经莱姆病早期，重组抗原和联合抗原的使用使 IgG 抗体检测的敏感性从 68.8% 增加到 91.7%。美国已经建立了蛋白质印迹法检测 IgG 和 IgM 抗体诊断标准。在我国，Jing 等建立了中国莱姆病 *B. garinii* 蛋白质印迹法阳性诊断标准，对于 IgG P83/100、P58、P39、P30、OspC、P17、P66、OspA 中至少有一条蛋白条带显色即可诊断为阳性，此标准敏感度为 73.2%，特异度为 99.4%；对于 IgM P83/100、P58、OspA、P30、OspC、P17 或 P41 中至少有一条蛋白条带显色则可诊断为阳性，此标准敏感度为 50.6%，特异度为 93.1%。一般来说，在病程的前 4 周 IgM 和 IgG 蛋白质印迹标准均适用，超过 4 周以后只有 IgG 蛋白质印迹标准适用。

通常，除了早期莱姆病急性阶段外，蛋白质印迹法和 ELISA 的检测灵敏度相似，但特异性优于 ELISA 检测（>92%）。然而，由于重组 OspA 疫苗的使用，蛋白质印迹法的特异性不能达到 100%。蛋白质印迹法主要局限性在于视觉评分、条带强度的主观评价（这可能导致蛋白质印迹法结果的假阳性）、成本高、同一临床表现的莱姆病患者的抗体反应不同及抗原的来源和制备缺乏标准化等；另外，莱姆病同其他感染性疾病及非感染性疾病存在共同抗原，以致 IgM 蛋白质印迹法出现假阳性。适当的阳性质控血清，单克隆抗体的使用及条带强度曲线的制订或许可以使这些问题得到解决。

（4）两步检测法：用 ELISA、IFA 方法检测为阳性或可疑阳性的血清，需要用蛋白质印迹法进行核实诊断，这被称为两步检测法。美国疾病控制与预防中心推荐用此方法进行莱姆病的检测。目前，欧洲也使用两步检测法（two-tier testing）进行检测。两步检测法增加了抗体检测的特异性，却轻微地降低了灵敏性。近年来，血清学研究企图用一步检测法（如以 C6 缩氨酸作为抗原的 ELISA 法）代替两步检测法，一项对美国莱姆病患者两步测定法（以全细胞裂解物为抗原）的研究表明，对于不同临床表现的患者，采用 VlsE1 或 C6 抗原进行 IgG ELISA 检测的特异性和敏感性等同于两步检测法；当联合 pep10 抗原进行伯氏疏螺旋体抗体 IgG 和 IgM ELISA 检测时，对急性期 EM 的检测仍具有较高的特异性（98%），并且灵敏度高于两步检测法，其中：58%（rVlsE1 联合 pepC10），63%（C6 联合 pepC10），38%（两步检测法）。对于莱姆病晚期患者，两种方法均具有较高的敏感性，在统计学上无明显差异。但由于欧洲伯氏疏螺旋体基因型较多，抗原差异大，再加上单一的检测方法特异性较低，从而限制了一步检测法在莱姆病诊断中的应用。

目前，对于莱姆病血清学诊断没有单独最佳的检测方法，为了提高检测的准确性，各种血清学检测方法应该联合使用。血清学检测在疾病的不同阶段阳性率不同，在第一阶段（EM），仅 20%～50% 的患者 IgM 或 IgG 抗体检测阳性；在第二阶段，神经莱姆病早期 IgM 或 IgG 抗体检测阳性率增加到 70%～90%，晚期（>6 周），阳性率达到 100%；在第三阶段（疾病晚期，肢皮炎和关节炎），IgG 抗体检测阳性率可达 100%。

（5）其他抗体检测方法

1）伯氏疏螺旋体功能性抗体检测：这种检测方法是将活的螺旋体和患者的血清、外源性补体混合培养 16～72h 后通过暗视野显微镜观察螺旋体的生长抑制情况，也可以通过使用酸碱指示剂观察颜色变化或经过吖啶橙染色后采用流式细胞分析仪进行检测。Jobe 等的研究表明，在早期莱姆病患者血清中存在特异的能够杀死伯氏疏螺旋体的 IgM 和 IgG 抗体，其位于离 OspC 抗原羧基端最近的 50 个氨基酸内，该发现为莱姆病疫苗的制备和血清学诊断提供了重要的信息。Ikushima 等的研究表明莱姆病患者血清样本中抗 OspC-I 抗体（具有杀菌活性）的检测可用于莱姆病的实验室诊断，具有较好的特异性。

伯氏疏螺旋体功能性抗体检测可用于莱姆病的早期诊断，并且未发现与其他疾病有交叉抗体存在，具有较高的特异性。该方法不足之处在于需要培养活的螺旋体，并且检测容易受到血清中抗生素的干扰。

2）循环免疫复合物抗体的检测：该方法首先是用聚乙二醇将免疫复合物从血清中沉淀出来，然后通过碱的作用裂解复合物，释放抗体，以便抗体能被 ELISA 或蛋白质印迹法检测。近来，这种方法进一步改进，形成酶联 IgM 捕获免疫复合物生物素化抗原试验（the enzyme-linked IgM capture IC biotinylated antigen assay，EMIBA），Brunner 等将该方法与常规检测方法（ELISA 和蛋白质印迹法进行比较）进行比较，结果表明，EMIBA 不仅能够用于莱姆病的早期诊断，而且能够准确地区分血清学阳性患者是急性期感染（62/64 患者；97%）还是既往感染（4/28；14%）。同时也证实了 EMIBA 具有更高的特异性和灵敏度。

3）脑脊液抗体的检测：神经莱姆病的诊断往往需要进行实验室的确诊，因为神经莱姆病缺乏典型的临床表现。脑脊液（cerebrospinal fluid，CSF）样本螺旋体培养及通过 PCR 技术进行 DNA 的提取对于神经莱姆病的诊断敏感性较低。我们通过检测脑脊液样本中特异性的抗体对神经莱姆病进行诊断。近年来，重组抗原的使用使神经莱姆病实验室诊断的特异性和灵敏度有所提高。Panelius 等采用三种不同的重组抗原（DbpA，BBK32 和 OspC）及一种合成抗原（IR6）对 89 名神经莱姆病患者的脑脊液进行 ELISA 检测，并将其与以鞭毛蛋白为抗原的商品化 ELISA 进行比较，结果表明，与鞭毛蛋白 52% 的敏感性相比，新抗原脑脊液 IgG 抗体的检测具有较高的敏感性（DbpA 为 88%，IR6 为 80%，BBK32 为 76%，OspC 为 75%）。研究还显示，在脑脊液中至少两个抗原的抗体阳性（鞭毛蛋白和一种新抗原或两种新抗原）是实验室确诊神经莱姆病的标志。Lebech 等对 30 名神经莱姆病患者进行脑脊液特异性抗体检测，并同血清 IgM 和 IgG 抗体检测结果进行比较，结果表明，与 87% 血清 IgM 和 IgG 抗体阳性相比，90% 的脑脊液特异性抗体阳性，脑脊液特异性抗体检测优于血清学检测。

莱姆病抗体检测方法种类很多，选择的时候要注意各种检测方法的适用性和局限性，莱姆病抗体检测可支持临床疑似病例，但不能用于确诊莱姆病，并且在莱姆病成功治疗多年后，螺旋体的 IgG 和 IgM 抗体仍可存在，因此，持续血清阳性结果不能说明治疗失败，疾病继续存在，也不能决定是否继续进行抗生素治疗。另外，当进行莱姆病抗体检测时，临床医生应该报道疾病开始的时间，抗生素治疗情况及相应的临床表现，从而对实验室方法进行正确地选择。

三、分子诊断

1. 聚合酶链式反应（PCR）

目前，已经报道许多伯氏疏螺旋体 DNA 扩增的方法，并且，各种各样的靶序列已经用于专门的实验室。然而，莱姆病分子水平的检测主要集中在以 PCR 技术为基础的方法上。

（1）PCR 检测方法分类：PCR 检测分为定性检测（传统的 PCR 和巢式 PCR）和定量检测（竞争 PCR 和实时 PCR）。不同的 PCR 方法有各自的优势和不足之处。对于伯氏疏螺旋体的实验室诊断，通常使用定性 PCR 检测，现在，几种用于定量检测的 PCR 设备已经商品化，并且在临床实验室可以进行自动化操作。

（2）临床样本的 PCR 分析：对各种临床样本进行 PCR 分析，影响因素较多。例如，患者感染组织或体液中螺旋体的数量较少，样本不同时期 PCR 检测的敏感性不同，基因靶位的选择和 PCR 扩增引物的设计，样本中抑制剂的干扰及样本的收集、转运和储存等都会影响检测结果，因此，在进行伯氏疏螺旋体 PCR 检测的过程中，应注意标本的选择、引物的制备及实验中各种因素的影响。

（3）皮肤组织样本的 PCR 检测：PCR 检测 EM、慢性萎缩性肢皮炎患者皮肤组织中伯氏疏螺旋体 DNA，灵敏性较高。目前，已有研究报道，PCR 对 EM 及慢性萎缩性肢皮炎检测的敏感性可达到 50%～70%，或者说 EM 为 36%～88%；慢性萎缩性肢皮炎为 54%～100%。Lebech 等对 31 个 EM 患者的皮肤组织进行伯氏疏螺旋体 DNA 检测，并同血清学测试和皮肤组织培养进行比较，结果显示，71% 的皮肤组织样本 DNA 阳性，与血清学测试（41% 阳性）和皮肤组织培养（29% 阳性）相比，伯氏疏螺旋体 DNA 的检测敏感性更高。从而证明了皮肤组织样本 PCR 检测对于莱姆病 EM 患者是一个敏感且特异的方法，优于血清学测试和螺旋体培养。Zore 等对 150 名莱姆病 EM 患者皮肤样本进行巢式 PCR 检测，其中 61% 患者阳性。Dumler 报道 PCR 检测莱姆病皮肤组织样本 DNA，敏感性可达 68%（其中 EM 为 67%；慢性萎缩性肢皮炎为 72%）。Liveris 等采用巢式 PCR 对 50 名 EM 患者的皮肤组织样本进行伯氏疏螺旋体检测，其中 32（64%）名患者阳性。Nowakowski 等对 EM 患者各种诊断方法的敏感性进行比较，其中，最敏感的是皮肤组织样本定量 PCR 检测伯氏疏螺旋体 DNA

（80.9%），血清学两步检测法的敏感性为66%，皮肤组织样本传统巢式PCR检测敏感性为63.8%，皮肤组织样本螺旋体培养敏感性较低（51.1%），血液样本培养也仅为44.7%。除此之外，莱姆病皮肤组织样本PCR检测的敏感性依赖于目的基因序列的选择，Zore等报道150个莱姆病EM患者，采用OspA引物进行巢式PCR检测，61%的患者阳性；但是，当采用鞭毛蛋白作为引物时，仅28%的患者阳性。Brettschneider等对莱姆病慢性萎缩性肢皮炎患者皮肤组织样本进行PCR检测，当以p66基因为目的基因时，4/5的患者阳性；当以23S rRNA为目的基因时，仅2/5的患者阳性。

（4）血液样本的PCR检测：目前，PCR法已经用于患者血液样本中伯氏疏螺旋体DNA检测。Dumler报道PCR检测莱姆病血浆样本DNA，敏感性较低（29%）。Oksi等采用PCR方法对78名EM患者的血液样本进行伯氏疏螺旋体DNA检测，结果表明，3（3.8%）名患者阳性。Klempner等采用PCR法对78名莱姆病晚期患者的血液样本进行伯氏疏螺旋体DNA检测，没有一例患者阳性。Kondrusik等采用巢式PCR对86名莱姆病EM患者的血液进行伯氏疏螺旋体DNA检测，在抗生素治疗前，63（73.3%）名患者阳性。在抗生素治疗4周后，45（52.3%）名患者阳性，治疗前后差异无统计学意义，另外，研究还对14名抗生素治疗4~5日的患者的血液进行PCR检测，12名（85.7%）患者阳性。由此证明，在莱姆病早期阶段（EM阶段），抗生素治疗不会影响PCR检测的敏感性。

总体来说，PCR检测血液样本伯氏疏螺旋体DNA敏感性较低。莱姆病患者血液样本PCR检测不适用于莱姆病的临床诊断。

（5）神经莱姆病脑脊液样本的PCR检测：PCR检测脑脊液样本中伯氏疏螺旋体DNA的敏感性受到各种因素的影响，如患者的临床表现，脑脊液白细胞数量，疾病的持续时间及是否进行抗生素治疗等。Lebech等研究发现7/14（50%）的神经莱姆病患者（疾病持续时间<14日）PCR检测阳性，然而，仅2/16(12.5%)的神经莱姆病患者(疾病持续时间>14日)PCR检测阳性($P=0.045$)。Ornstein等采用巢式PCR对36名脑脊液细胞增多的莱姆病患者进行检测，其中7（19.4%）名患者伯氏疏螺旋体DNA阳性，对于29名脑脊液细胞正常的患者，没有一例检测阳性。

目前，采用PCR法在神经莱姆病患者的脑脊液样本中已经成功检测到伯氏疏螺旋体DNA。但是，由于临床上神经莱姆病缺乏标准诊断方法，这就使得脑脊液样本PCR检测结果难以判定。

（6）莱姆病患者关节液及关节组织样本的PCR检测：莱姆关节炎患者关节液的PCR检测对该疾病临床诊断有一定的指导意义。Renaud等采用PCR法对

9 名莱姆关节炎患者的关节液进行螺旋体 DNA 检测，其中 6（66%）名患者阳性。Dejmkova 等采用 PCR 法对一例血清学检测阴性的莱姆关节炎患者的关节液进行检测，结果表明该患者伯氏疏螺旋体 DNA 阳性，并在抗生素治疗 6 个月后 PCR 检测依然阳性。虽然莱姆关节炎患者关节样本 PCR 检测伯氏疏螺旋体 DNA 敏感性较高，但在抗生素治疗后，检测的敏感性降低。Lipowsky 等对11 名确证为莱姆关节炎患者的关节组织和关节液进行特异性 PCR 检测伯氏疏螺旋体 DNA，在抗生素治疗前，9（82%）名患者关节液阳性，2（18%）名患者关节组织阳性；抗生素治疗后，除 1 名患者关节液阳性外，其余均为阴性。同时，该研究也证实了关节液 PCR 检测敏感性较关节组织样本高。除此之外，关节组织样本 PCR 检测对于抗生素治疗后莱姆关节炎患者具有较高的敏感性，并可检出关节液 PCR 阴性的样本。Carlson 等对 26 名抗生素治疗后（平均 8 周）的莱姆关节炎患者的关节组织样本进行研究，采用三种不同的引物进行 PCR 法检测伯氏疏螺旋体 DNA，阳性率最高可达 96%。Priem 等采用两种引物对 4 名抗生素治疗后（8～10 周）的莱姆关节炎患者的关节液及关节组织样本进行 PCR 检测，结果表明，所有患者关节液检测均阴性（抗生素治疗前阳性），而关节组织样本检测均出现阳性结果。

关节样本的 PCR 检测可用于临床确诊莱姆关节炎患者，但该方法检测的敏感性依赖于特异性引物的设计、抗生素治疗的持续时间、患者的临床表现及不同时期标本的选择。因此，临床使用时要综合考虑各方面的因素，避免盲目的检测。

（7）莱姆病患者尿液样本的 PCR 分析：以往的实验研究发现，感染动物的膀胱能够检测和分离到伯氏疏螺旋体。柳爱华等采用 Touchdown PCR 检测 30只野生中缅树鼩膀胱组织的伯氏疏螺旋体 DNA，其中 19 只阳性，阳性率为63.33%。

这些结果表明莱姆病患者的尿液中可能存在伯氏疏螺旋体。一些研究也对莱姆病患者的尿液进行 PCR 检测，发现了伯氏疏螺旋体 DNA。但是，考虑到检测的敏感性差异较大，莱姆病患者尿液样本 PCR 检测不适用于莱姆病的实验室诊断。

（8）实时定量 PCR 检测方法：近年来，实时定量 PCR 已经用于临床莱姆病患者螺旋体数量的检测，Liveris 等对 50 名未经治疗的 EM 患者的皮肤组织样本进行 PCR 检测，采用 LightCycler 荧光定量 PCR 法检测 recA DNA，其中40（80%）名患者阳性，并且，各皮肤组织样本（直径 2mm）螺旋体数量从 10个到 11 000 个不等（平均 2462 个）。Schwaiger 等采用 TaqMan 探针定量 PCR检测伯氏疏螺旋体 *fla* 基因，31 名关节病患者（收集 28 个关节液样本和 5 个滑膜组织样本），其中 5（17.9%）个关节液阳性，1（20%）个滑膜组织阳性。并且，在关节液中，螺旋体数量从 20/ml 到 41 000/ml 不等。在 54 名临床怀疑神经莱姆病患者的 56 个脑脊液样本中，仅 1 个（1.8%）测试阳性。

实时定量 PCR 不仅用于可疑患者各种组织，体液的螺旋体数量检测，也用于传播媒介蜱体内螺旋体的检测，患者和蜱体内螺旋体的分型，以及伯氏疏螺旋体在宿主体内和传播媒介蜱体内的基因表达差异，具有较好的敏感性，适用于感染性疾病的检测及流行病学监测。

尽管 PCR 检测已经用于临床疑似莱姆病患者的诊断，临床样本或分离培养物中螺旋体的鉴定及分型，以及伯氏疏螺旋体与其他蜱传播病原体共同感染的检测。但是，由于 PCR 检测目的基因选择的多样性（表 6-1）及对结果的影响，再加上脑脊液、血液及尿液样本检出率低，致使 PCR 法检测莱姆病在临床实验室的应用受到限制。

表 6-1　PCR 检测伯氏疏螺旋体目的基因的选择

目的基因	引　物
23S rRNA 基因	JS1（5'-AGA AGT GCT GGA GTC GA-3'） JS2（5'-TAG TGC TCT ACC TCT ATT AA-3'）
66kDa 蛋白基因 （巢式 PCR）	Bb-1（5'-AAA ACG AAG ATA CTC GAT CTG TAA TTG C-3'） Bb-2（5'-TTG CAG AAT TTG ATA AAG TTG G-3'） Bb-3（5'-TAA TAC GAC TCA CTA TAG GGA GAT CTG TAA TTG CAG AAA CAC CT-3'） Bb 4（5'-GAG TAT GCT ATT GAT GAA TTA TTG-3'）
ospA 基因	BAE-1（5'-CTGCAGCTTGGAATTCAGGC-3'） BAE-2（5'-ATTTGGTGCCATTTGAGTCG-3'）
fla 基因	forward primer B. 398f（5'-GGGAAGCAGATTTGTTTGACA-3'） reverse primer B. 484r（5'-ATAGAGCAACTTACAGACGAAATTAATAGA-3'）
16S rRNA 基因	The upstream primer DD02（5'-biotin-CCC TCA CTA AAC ATA CCT-3'） The downstream primer DD06（5'-biotin-ATC TGT TAC CAG CAT GTA AT-3'）
recA 基因	*n*TM17.F（5'-GTG GAT CTA TTG TAT TAG ATG AGG CTC TCG-3'） *n*TM17.R（5'-GCC AAA GTT CTG CAA CAT TAA CAC CTA AAG-3'）
ospA 基因 （巢式 PCR）	Outer primer 1（5'-GGG AAT AGG TCT AAT ATT AGC C-3'） Outer primer 2（5'-CAC TAA TTG TTA AAG TGG AAG T-3'） Nested primer1（5'-GCA AAA TGT TAG CAG CCT TGA T-3'） Nested primer2（5'-CTG TGT ATT CAA GTC TGG TTC C-3'）
5S~23S rRNA 间区 （巢式 PCR）	5'-ACCATAGACTCTTATTACTTTGACCA-3' 5'-Biotin-GAGAGTAGGTTATTGCCAGGG-3' 5'-ACCATAGACTCTTATTACTTTGAC-3' 5'-TAAGCTGACTAATACTAATTACCC-3'

2. 限制性片段长度多态性分析

近年来，限制性片段长度多态性（restricted fragment length polymorphisms，RFLP）分析已经广泛用于莱姆病伯氏疏螺旋体的研究，并可对其进行基因型别的鉴定。Pejchalová 等对 37 个伯氏疏螺旋体 PCR 检测阳性的样本采用 RFLP-PCR 法分析其基因型群，对伯氏疏螺旋体的几个种进行鉴别。Guner 等采用 RELP-PCR 法对 10 个螺旋体培养阳性的样本的 5S-23S rRNA 基因间隔区进行基因型分析，从而分离出螺旋体的不同种属。

通过 RELP-PCR 法对莱姆病病原体进行分型，可用于不同地区莱姆病流行的病原体种类的鉴别及流行病学的监测。

四、联合检测

莱姆病通常通过典型的临床表现进行诊断和治疗，实验室检测技术则对非典型临床表现患者的确诊非常有帮助。为了提供患者客观的莱姆病病原体感染的证据，我们采用多种检测方法来提高诊断的敏感性。Coulter 等对临床可疑莱姆病患者进行血液培养、皮肤活检培养、PCR 和血清学诊断等一系列检查，结果表明：60%的患者伯氏疏螺旋体培养阳性，77%的患者急性期和恢复期血清学检测阳性，血清学检测和螺旋体培养联合阳性率为 92%，急性期血清学检测和皮肤 PCR 检测联合，阳性率为 78%，急性期和恢复期血清学检测联合皮肤 PCR 检测，阳性率为 100%。由此可见，多个检测方法的联合增加诊断的阳性率。Nowakowski 等对 47 名 EM 患者采用不同方法进行莱姆病检测，发现皮肤组织定量 PCR 具有较高的灵敏度（80.9%），其次是恢复期样本两步法血清学检测（ELISA+WB）（66%），皮肤组织传统巢式 PCR 为 63.8%，皮肤培养为 51.1%，血液培养为 44.7%，急性期血清学检测为 40.4%，而对各种检测方法进行综合评定，共检测 44 名阳性患者，敏感性为 93.6%。由此证明，对于莱姆病 EM 患者没有单一的诊断方法是可行的，需进行多种方法的联合检测。

五、正在开发的新方法

随着科学技术的飞速发展，各种检测技术层出不穷，临床疑似莱姆病的实验室检测技术明显提高，其检测的敏感性和特异性也大幅度增加。近年来，生物芯片技术，表面等离子体子共振（surface plasmon resonance，SPR）技术和半导体量子点荧光免疫分析（quantum dots fluorescence immunoassay，QDsFIA）技术，微阵列技术等已经广泛用于感染性疾病的检测和研究。于东冬等首次将

SPR 技术和 QDsFIA 技术应用于莱姆病的诊断，与现行检测技术相比，这两项技术具有高特异度，高灵敏度，检测快速，可现地检测等优点，经过经一步完善可以成为新一代莱姆病诊断技术，同时，还建立了 SPR 伯氏疏螺旋体基因型鉴定技术（特别是波长型 SPR 传感器），有望为伯氏疏螺旋体基因型鉴定提供一种全新的技术工具。

这些新技术不但摒弃了传统检测方法操作繁琐、价格昂贵、易污染、灵敏度特异性低等不足之处，还传承了各种检测方法的优点，使临床疾病的诊断更加准确、更加可信，为莱姆病的诊断、治疗及科学研究提供了有力工具。

六、小 结

莱姆病是一种蜱传播的全球性动物源性疾病，可以起多系统，多脏器的损害，严重者终生致残甚至死亡。临床上通过患者的发病史、蜱接触史、临床表现、体格检查及必要的实验室诊断来确诊莱姆病。莱姆病的实验室诊断方法多种多样，使用时应综合考虑各种因素（如疾病持续的时间、临床表现、抗生素的使用情况等），选择合适的方法来进行检测。新的血清学方法（如 VlsE 蛋白 C6 区段重组多肽等）对莱姆病的诊断敏感、特异，并且能够降低检测成本，目前，通常推荐使用两步法检测伯氏疏螺旋体抗体。也可进一步使用具有高敏感性的 PCR 法进行临床莱姆病常规实验室的确诊。随着伯氏疏螺旋体研究的深入，其他快速、准确、新型的诊断技术也已经发展起来，为莱姆病的诊断开辟了一条新途径，更加有利于临床实验室莱姆病的监测，然而，这些新方法也有待进一步的研究、评估和完善。

第二节 临 床 诊 断

一、莱姆病临床诊断标准

我国尚未制定莱姆病诊断标准。欧盟和美国已经制定了莱姆病诊断和治疗标准。

1. 初步诊断

根据美国疾病控制中心拟定的诊断标准，凡是到过疫区或有蜱咬史的人，伴有以下症状之一者，均可作为临床初步诊断。①ECM 单独出现或伴有类似感冒症状。②阵发性头痛、颈项强直、恶心或呕吐等脑膜炎刺激症状；眩晕，短期记忆丧失。③神经痛，面神经麻痹。④间歇性骨关节、肌腱肌肉疼痛，大关节游走性炎症，反复发作。⑤在蜱咬部位逐渐长出肿块，无任何症状，病程可长达数年至数十年。⑥心律不齐或心动过缓。

2. 实验室检查

早期实验室检查是非特异性的，如红细胞沉降率加快，约占 35%；特异性抗体 IgM 升高，约占 3%。Ⅱ期或Ⅲ期除流行病学及临床特点外，血清学特异抗体的存在对诊断的帮助很大。一般说来，特异性 IgM 抗体多在发病后 3~6 周达到高峰，以后逐渐下降。特 IgG 抗体效价数月后可缓慢上升，有时甚至可持续数年效价仍很高。但更确切的诊断依据是从患者的血液、皮肤红斑、脑脊液及关节腔液中培养出螺旋体。

总体来看，分离培养出病原体是传染病诊断的金指标，患者血液中伯氏疏螺旋体数量少，螺旋体生长缓慢，对大部分患者来说仍难做到。美国疾病控制与预防中心提出一个方案，即二步血清法，血清标本用 ELISA 或 IFA 检查，呈现阳性或可疑的标本再用蛋白质印迹法来检验。病程在一个月内可检查出 IgM、IgG 抗体，病程在一个月以上 IgG 抗体应出现阳性。蛋白质印迹标准：IgM 阳性，21~24kDa、39kDa、41kDa 三个蛋白带中有两个带呈阳性即可判为阳性；IgG 阳性，18kDa、21kDa、28kDa、30kDa、39kDa、41kDa、45kDa、58kDa、66kDa、93kDa 10 个蛋白带中有 5 个带呈阳性即可判为阳性。近年来，伯氏疏螺旋体的分子诊断逐渐普及，PCR 和实事荧光定量 PCR 技术应用日趋广泛，在分子流行病学和现场流行病学调查中日趋重要。

3. 确定诊断

根据患者的流行病学资料，病史询问，临床特点和实验室血清学检查及致病伯氏螺旋体培养阳性，即可确立诊断。欧盟制定的诊断方案详细而全面，可以作为诊断莱姆病的重要参考。

二、鉴 别 诊 断

根据本病的临床特点、流行病学资料和实验室特殊抗体检查，以及培养出致病的螺旋体，即可确立诊断。因此，对典型病例不难确诊。但对不典型病例或患者记不清是否曾去过流行区或否认蜱咬史，或血清抗体出现弱阳性（1∶64）以下，此时需与下列疾病鉴别。

1. 与Ⅱ期梅毒鉴别

皮疹特点是斑疹泛发全身，以躯干及四肢较多，四肢曲侧较伸侧又多见。皮疹较小，约为 1cm，圆形或椭圆形，无迁移性，先为玫瑰色，以后变为褐红色，不痛不痒，左右对称分布。皮疹抽出液在暗视野显微镜下可查到螺旋体。血清学检查：性病研究实验室试验 VDRL 阳性。莱姆病患者血清检查为阴性。

2. 与药疹和荨麻疹鉴别

患者均有服药史或过敏史。发病突然，可伴有畏寒、发热等先驱症状。此类皮疹多系全身性、对称性，也可广泛性存在，而不是蜱咬的特定部位。服抗组胺类药物可抑制皮疹再现。而莱姆病患者服抗组胺类药物其皮疹不会消退。

3. 莱姆病的脑膜脑炎与森林脑炎鉴别

两者的流行病学相似，如自然疫源地均在森林、草原，均有蜱叮咬史，发病多在夏季等。但临床表现不同。森林脑炎起病突然，有高热，可迅速出现神经系统症状，尤以典型的颈项强直和上肢弛缓性瘫痪为其特点，伴有意识障碍及脑膜刺激症状和脑脊液变化。莱姆病脑膜脑炎患者除阵发性头痛外，尚有嗜睡、注意力不集中、记忆力减退、易激怒等。这些症状也是阵发性的，但与头痛及颈项强直无关。一般可持续数周至数月。

4.莱姆病的心脏损伤与风湿性心脏病相鉴别

莱姆病的心脏损伤多影响传导系统，最常见为不同程度的房室传导阻滞。病程较短，一般可在数日至数月内恢复正常。无心瓣膜受损。而风湿性心脏病心瓣膜受损较多见，尤其是二尖瓣受损具有典型体征。其他如风湿性皮下结节及抗"O"试验均能鉴别之。

5. 莱姆关节炎应与类风湿关节炎相鉴别

前者多侵犯大关节，尤其是膝关节受累较多，呈游走性、不对称。局部肿胀超过疼痛。局部发热，但很少发红。无早晨僵硬感，无关节畸形、类风湿因子阴性等。类风湿关节炎多侵犯小关节，尤其是近侧的指间关节受累最多，最后可呈梭状肿大，以后累及其他关节如肩、髋、脊柱等。由于关节肿痛和运动的限制，关节附近肌肉的僵硬和萎缩也日益显著，因此，有早晨僵硬感。类风湿因子多为阳性。

6. 莱姆病的淋巴结肿大与急性传染性单核细胞多症相鉴别

后者的确诊：在血涂片中可找到异型淋巴细胞，嗜异凝集试验在发病 5 日后可阳性（滴度大于 1：160），可以此与莱姆病鉴别。

第七章　莱姆病的治疗

一、早期莱姆病的治疗

早期莱姆病主要为局部损害，经蜱叮咬后，7～10 日出现慢性游走性红斑（ECM），是本病早期的特征性症状。常见于被蜱叮咬处出现红色丘疹和斑疹，以平均直径 15cm 以上的环形红斑多见。典型者中心淡浅，呈绯红色或苍白色硬块；非典型者中心可起水疱或坏死。约半数患者可有多处皮肤损害，17%的患者可出现 2～36 个红斑，即呈多斑性。皮肤损害可发生于体表的任何部位，以大腿、腹股沟和腋下最常见。一般无痛感，可有灼热或瘙痒感。常伴有发热、头痛、畏寒、乏力，轻度颈项强直，可有咽炎、关节痛、肌痛、腹痛、恶心、呕吐等症状。全身和局部淋巴结肿大常见。

单纯 ECM 或伴有流感样症状可口服多西环素即强力霉素 100mg/次，每日 2 次，14 日为一疗程，或口服阿莫西林 500mg/次，每日 3 次，14 日为一疗程，亦可口服头孢呋辛等药物。多西环素及阿莫西林是治疗 EM 表现的莱姆病的推荐疗法；多西环素具有有效治疗 ECM 的优势，但其在孕期、哺乳期妇女和小于 8 岁的儿童是禁忌的。口服头孢呋辛，500mg/次，每日 2 次，14 日为一疗程，在治疗 EM 上与多西环素同样有效，但其成本较高，可用于对多西环素和阿莫西林禁忌的患者。大环内酯类抗生素，不被推荐作为早期莱姆病的一线治疗药物。只有当患者对阿莫西林、多西环素和头孢呋辛难以忍受时，我们才使用大环内酯类抗生素。成人治疗方案如下：口服阿奇霉素，500mg/d，持续 6～10 日；口服红霉素，每日 4 次，一次 500mg，疗程 14～21 日；口服克拉霉素，每日 2 次，一次 500mg，疗程 14～21 日。

二、中期莱姆病的治疗

莱姆病中期为感染播散期，主要表现为循环系统损害和神经系统损害。

1. 莱姆心脏病的治疗

莱姆病引起的循环系统损害，常为急性心脏损害；心脏异常表现为房室传导阻滞、心肌炎，心包炎、心肌肥大及左心室功能障碍等，最常见的是心律失常，心脏改变通常可持续 3～42 日。虽然莱姆病的心脏炎多为自限性，但某些病情严重者需进行及时的全身抗生素治疗。无严重传导阻滞病史的早期、一度或二度房室传导阻滞及轻微心脏炎的莱姆病患者可口服抗生素治疗，治疗方案如下：口服多西环素 100mg/次，每日 2 次，14 日为一疗程或口服阿莫西林 500mg/次，每日 3 次，14 日为一疗程，亦可口服头孢呋辛，500mg/次，每日 2 次，14 日为一疗程。出现三度房室传导阻滞及其他严重心脏异常，如心肌炎需住院治疗的莱姆病患者，建议静脉滴注头孢曲松 2g/d，14 日为一疗程。

如出现心律不齐，近期头晕心悸或出现二度或二度房室传导阻滞，或一度房室传导阻滞伴 RP 间期大于 0.3s，患者应入院进行心电图监测。若因高度房室传导阻滞出现症状或损伤了心功能，应使用心脏起搏器。阿托品和异丙肾上腺素仅对部分房室阻滞患者有效。应用洋地黄类药物和维拉帕米（verapamil）等治疗房性心律失常时应在心电图监护下进行，因为此类药有诱发房室阻滞和心动过缓的危险性。心包炎患者应卧床休息，室性心力衰竭应用利尿剂、血管扩张剂治疗并吸氧。治疗后少见持续性心功能失常，很少需要永久置起搏器。

2. 神经莱姆病的治疗

莱姆病的神经系统表现多发生于疾病的中期，但早期、晚期也可受累，发生率为 30%～50%，表现多种多样，如脑膜炎、脑炎、脑神经炎、脊髓炎、神经根神经炎等，其中脑膜炎、脑神经炎、神经根炎最为常见。脑神经炎中，面神经麻痹最为常见，发生率为 40%～50%。周围神经病变发生率占 30%～50%。常发生于疾病的晚期，可表现为神经根神经炎，多发性周围神经炎、多发的单神经炎。最常见的类型为痛性神经根病变，早期常出现感觉异常或减退、根痛。脊髓炎，较少见，表现肢体麻木、无力、截瘫、传导束性感障碍，腱反射亢进及大小便障碍，病理征阳性。

在早期莱姆病中使用头孢曲松（每日一次，2g/次静脉滴注，疗程 14～28 日）是用于治疗已经证明由脑膜炎或颈椎病引起的急性神经系统疾病的推荐方法。对于莱姆病引起的脑膜炎、脑神经炎或神经根炎，在欧洲的治疗方案为口服多西环素，100mg/次，每日 2 次，14 日为一疗程，在美国的治疗方案为每日静脉注射头孢曲松 2g，14～28 日为一疗程。对于晚期或严重的因感染伯氏疏螺旋体而引起神经系统病变，治疗方案为静脉注射头孢曲松 2g/d，14～28 日一疗程；替代方案为静脉注射头孢噻肟（2g，每隔 8h 一次）或静脉注射青霉素（1800万～2400 万 U/d，每隔 4h 一次，用于肾功能正常的患者），疗程为 14～28 日。由于血中浓度低，不建议使用青霉素中的长效氨苄星青霉素制剂。

对于因感染伯氏疏螺旋体而引起的面神经麻痹，抗生素并没有有效治疗，为防止发生更严重的后遗症，仍应给予抗生素治疗。对于脑脊液正常的患者应口服抗生素进行治疗，治疗方案如下：口服多西环素 100mg/次，每日 2 次，14 日为一疗程，或口服阿莫西林 500mg/次，每日 3 次，14 日为一疗程，亦可口服头孢呋500mg/次，每日两次，14 日为一疗程；对于临床和实验室证明有中枢神经系统参与的患者，则应当给予同治疗脑膜炎有效的方法进行治疗，即在欧洲的治疗方案为口服多西环素，100mg/次，每日 2 次，14 日为一疗程，在美国的治疗方案为每日静脉注射头孢曲松 2g，14～28 日一疗程。

对于患者来说，与静脉注射抗生素相比，口服疗法更方便，很少引起严重的并发症，并且相当节省成本。口服疗法的缺点是，经口服药物治疗的一些患者，随后已经证明有明显的神经性关节炎，这可能需要静脉注射才能成功治疗；进一步的控制还需要口服疗法与静脉注射法相比较。

三、晚期顽固性莱姆病的治疗

晚期持续性损害迁延数月至数年，包括慢性关节炎、亚急性脑病和慢性乏力等。由于伯氏疏螺旋体趋向温度较低的四肢皮肤可造成慢性萎缩性肢端皮炎。晚期莱姆病主要表现为关节炎，约 60%的患者为急性关节炎，一般是突然发作的单侧关节炎，或是游走性波及任何关节，可在感染后数周或数年内呈间歇性反复发作。通常多侵犯大关节，特别是膝关节易受损害。

莱姆关节炎通常可以通过口服或静脉滴注抗生素而治疗成功。早期抗菌治疗效果好，晚期治疗常有困难。最佳方案是感染早期给予口服抗生素，晚期则应选用头孢曲松，并应避免使用糖皮质激素，因应用糖皮质激素时，易导致抗菌治疗失败，详细机制不清。对于临床上没有明显的神经系统疾病的莱姆关节炎患者，建议其口服多西环素（100mg/次，一日 2 次）或阿莫西林（500mg/次，一日 3 次），或头孢呋辛（500mg/次，一日 2 次），疗程均为 28 日。口服抗生素治疗无效的莱姆关节炎患者应该接受静脉注射头孢曲松（2g，每日一次，持续 14～28 日），替代疗法包括头孢噻肟（2g，静脉注射，每隔 8h 一次）或青霉素（1800 万～2400 万 U/d，每隔 4h 一次，用于肾功能正常的患者）。对于有持续的或复发的关节肿胀的患者，在抗生素疗法的推荐疗程之后，我们建议另外 4 周疗程的口服抗生素或者 2～4 周的静脉注射头孢曲松钠治疗，在开始抗生素制剂重复治疗之前，临床医生应该考虑延缓几个月的时间，因为治疗之后炎症的预期解决延缓。对于慢性萎缩性肢皮炎的患者，治疗方案为口服阿莫西林，500～1000mg/次，一日 3 次，或口服多西环素，100mg/次，一日 2 次，或静脉注射头孢呋辛 2g/d，疗程均为 21 日。

抗生素对晚期后遗症疗效不佳，如与 HLA-DR4 及 OspA 抗体有关的慢性关节炎需抗炎剂和滑膜切除术治疗。口服抗生素治疗了 2 个疗程或静脉注射治疗了1个疗程之后，患者仍有持续的关节炎，推荐使用非甾体类抗炎药进行对症治疗；关节内激素治疗也可能是有利的。如果持续的滑膜炎伴显著的疼痛或功能受限，关节镜滑膜切除术可以降低关节炎症的周期。

有研究对24例莱姆关节炎的治疗效果显示，24例病例均接受抗生素治疗，其中10例口服给药，14例静脉给药；4例持续性关节炎患者还接受了抗生素二次治疗，结果显示13例效果非常显著；此外9例接受了关节内糖皮质激素治疗或滑膜切除治疗；平均随访40个月，所有病例均未出现慢性关节炎，但2例有持续性肌肉或关节疼痛。

四、儿童莱姆病的治疗

儿童莱姆病的皮肤表现主要为早期局限期的EM，扩散期的淋巴细胞瘤；晚期的慢性萎缩性肢端皮炎。对于表现为EM或淋巴细胞瘤的儿童，我们推荐口服阿莫西林25~50mg/（kg·d），或口服头孢呋辛，30~40mg/（kg·d），一疗程均为14日。当儿童患者对阿莫西林和头孢呋辛难以忍受时，我们使用大环内酯类抗生素，剂量如下：阿奇霉素，第一日口服20mg/kg，随后连续4日口服10mg/kg。对于慢性萎缩性肢皮炎患者，应口服阿莫西林25~50mg/（kg·d），或静脉注射头孢呋辛50~100mg/（kg·d），一疗程为21日。

儿童莱姆病的神经系统表现为周围性面瘫和浆液性脑膜炎，我们建议使用头孢曲松，治疗已经证明由脑膜炎或颈椎病引起的急性神经系统疾病，日常静脉注射头孢曲松，剂量为75~100mg/（kg·d），最大剂量为2g/d；或者使用头孢他啶，剂量为150~200mg/（kg·d），分3~4次静脉注射，最大剂量为6g/d，持续14~28日。另一个替代方案是静脉注射青霉素20万~40万U/（kg·d），最大量为1800万~2400万U/d，每隔4h分开注射，用于那些肾功能正常的儿童。对于周围性面瘫的儿童患者推荐静脉注射头孢呋辛50~100mg/（kg·d），一疗程为14日。神经莱姆病早期治疗疗效明显，而晚期治疗不起作用。

儿童莱姆病的关节表现为关节痛、急性关节炎、慢性关节炎，绝大部分受累关节是单侧或双侧膝关节，而肘关节、踝关节、肩关节极少受累，首发症状多为发作性关节炎（65%）。莱姆病少见临床表现主要累及心脏、眼、肌肉。具有关节炎和神经系统客观证据的儿童莱姆关节炎患者我们建议给予头孢曲松[75~100mg/（kg·d），最多2g]或头孢噻肟[50~200mg/（kg·d），分3~4次静脉注射，最多6g/d]，疗程14~28日。另一个替代方案是静脉注射青霉素[20万~40万U/（kg·d），最多1800万~2400万U/d]每隔4h给予1次，治疗肾功能正常的患者。

对于间断性或慢性关节炎儿童患者，建议口服阿莫西林 25～50mg /（kg·d），或静脉注射头孢呋辛 50～100mg /（kg·d），一疗程均为 21 日。儿童莱姆病的治疗选择见表 7-1。

表 7-1　儿童莱姆病的治疗

临床表现	给药途径	药物	剂量	疗程
EM 或淋巴细胞瘤	口服	阿莫西林	25～50mg/kg	14 日
	口服	头孢呋辛	30～40mg/kg	14 日
	口服	阿奇霉素	20mg/kg	第 1 日
			10mg/kg	后 4 日
慢性萎缩性肢皮炎	口服	阿莫西林	25～50mg/kg	21 日
	静脉注射	头孢呋辛	50～100mg/kg	21 日
脑膜炎	静脉注射	头孢曲松	75～100mg/kg	14～28 日
	静脉注射	头孢他啶	150～200mg/kg	14～28 日
	静脉注射	青霉素	20 万～40 万 U	14～28 日
周围性面瘫	静脉注射	头孢呋辛	50～100mg/kg	14 日
关节炎	静脉注射	头孢曲松	75～100mg/kg	14～28 日
	静脉注射	头孢噻肟	50～200mg/kg	14～28 日
	静脉注射	青霉素	20 万～40 万 U	14～28 日
间断或慢性关节炎	口服	阿莫西林	25～50mg/kg	21 日
	静脉注射	头孢呋辛	50～100mg/kg	21 日

五、孕妇莱姆病的治疗

多西环素等四环素类抗生素除了可导致恶心、呕吐、腹痛、腹泻等消化系统不良反应和变态反应外，还可致肝毒性，通常为脂肪肝变性、妊娠期妇女、原有肾功能损害的患者易发生肝毒性；并且，还能与新形成的骨、牙齿中所沉淀的钙结合，致牙釉质发育不全，棕色色素永久性沉着，抑制婴儿骨骼发育，故孕妇、乳母和 8 岁以下儿童是禁止服用的。

莱姆病的孕妇患者，除了禁用多西环素之外，其各种临床表现治疗方案均同正常成年人相应的治疗方案。

六、康复期保健

科学合理地加强饮食营养；坚持体育锻炼，增强体质，提高抵抗力；让患者及家属知道莱姆病在临床治愈后，有些症状消失缓慢，精神不要紧张，慢慢可以完全康复；注意后遗症和并发症的预防，特别做好关节畸形的对症处理。病后的心理保健是加速康复的重要环节。

七、治疗选择问题

治疗因病程及临床表现而不同，一般治疗越早预后越好。早期以 EM 为特征的治疗，多西环素、阿莫西林已成常规用药，疗程 14～21 日。中期有神经系统受损或有严重心脏病、虹膜炎表现者，首选头孢曲松，次选头孢噻肟，或大量青霉素。晚期莱姆病表现为关节炎和慢性神经莱姆病者，首选头孢呋辛，次选头孢噻肟及青霉素静脉滴注，剂量同中期，疗程为 14～28 日。在陆敬民对 17 例以神经系统表现为主的莱姆病的临床分析中发现，在发病早期使用抗生素治疗的 12 例患者病情控制较好，5 例病程较长、早期误诊或抗生素用量不足的患者，治疗初期效果尚好，后期较差。因此，无论莱姆病本身或神经系统损害，为提高其疗效，改善患者生活质量，一旦临床上疑似诊断，即予大剂量青霉素或头孢曲松治疗，且保证必要疗程，即使中枢神经系统仅轻度受损，但在成功治疗后还可能有长时间轻至中度的记忆、情感和认知障碍，故症状改善后还需几个月的巩固治疗。

有研究通过对 175 例莱姆病患者的临床治疗观察，认为应用阿莫西林或头孢曲松治疗莱姆病效果显著，对于无症状感染者或儿童、孕妇、哺乳妇女可首选阿莫西林 2g/d，儿童按 50～100mg/（kg·d），4 次分服，疗程 21 日，这样既保障用药安全，又可以取得很好疗效，同时不影响患者的工作、学习；对于出现有严重心脏损害、神经系统晚期症状和（或）关节炎等晚期症状者，可选用静脉滴注头孢曲松 2g/d，治疗一个疗程。间隔一周后，口服阿莫西林胶囊 5g/次，每日 3 次，疗程 21 日；若对青霉素过敏，可改用四环素、多西环素或红霉素、氯霉素等，但疗程应延至 30 日；对于有神经系统损害的莱姆病患者，尤其是脑膜炎患者，还可选用甲硝唑治疗。因为甲硝唑易通过血-脑屏障，脑脊液浓度可达血浓度的 90%。该药能破坏疏螺旋体的结构，从而杀灭螺旋体。甲硝唑的半衰期达 8～14h，故用 400～800mg，2 次/日。住院组患者，应用头孢曲松治愈率略低于门诊组治愈率，这可能与住院患者感染间长、部分人有晚期系统损害有关。有报道提示，部分莱姆病患者（约 10%）转变成慢性，出现严重病理改变，治疗效果不佳，其原因恰是目前研究的热点和难点。

谭毓绘等在对 42 例莱姆病抗生素治疗效果分析中也发现，使用抗生素治疗早期局限性病变和急性神经系统病变的患者可治愈或好转，对晚期中枢神经系统发生实质性受累患者治疗效果不佳；因此，早期确诊对莱姆病患者的治疗至关重要；治疗越早，效果越好。兹将成人莱姆病的药物治疗方案总结如表 7-2。

表 7-2　成人莱姆病药物治疗方案

临床表现	给药途径	药物	剂量/次	次数/日	疗程/日
EM	口服	多西环素	100mg	2	14
	口服	阿莫西林	500mg	3	14
	口服	头孢呋辛	500mg	2	14
	口服	阿奇霉素	500mg	1	6～10
	口服	红霉素	500mg	4	14～21
	口服	克拉霉素	500mg	2	14～21
轻微心脏炎	口服	多西环素	100mg	2	14
	口服	阿莫西林	500mg	3	14
	口服	头孢呋辛	500mg	2	14
需住院的心脏炎	静脉注射	头孢曲松	2g	1	14
莱姆病引起的脑膜炎、脑神经炎或神经根炎	口服	多西环素	100mg	2	14
	静脉注射	头孢曲松	2g	1	14～28
晚期或严重的神经系统病变	静脉注射	头孢曲松	2g	1	14～28
	静脉注射	头孢噻肟	2g	1	14～28
	静脉注射	青霉素	1800万～2400万U	1	14～28
面神经麻痹	口服	多西环素	100mg	2	14
	口服	阿莫西林	500mg	3	14
	静脉注射	头孢曲松	2g	1	14～28
莱姆关节炎	口服	多西环素	100mg	2	28
	口服	阿莫西林	500mg	3	28
	口服	头孢呋辛	500mg	2	28
口服治疗无效的莱姆关节炎	静脉注射	头孢曲松	2g	1	14～28
	静脉注射	头孢噻肟	2g	1	14～28
	静脉注射	青霉素	1800万～2400万U	1	14～28
慢性萎缩性肢皮炎	口服	阿莫西林	500～1000mg	3	21
	口服	多西环素	100mg	2	21
	静脉注射	头孢呋辛	2g	1	21

第八章　莱姆病的预防

我国对莱姆病认识较晚，目前尚无成熟系统的防治技术方案。医务人员尤其广大群众对莱姆病知识的知晓尚不普及，对于如何防治更是知之甚少。莱姆病预防必须采取卫生宣传教育和专业防控技术手段并重的综合性预防措施。

一、宏观防控措施

1. 加强组织领导

强化各级爱国卫生运动委员会组织、协调、宣传与监督控制蜱害的功能，进一步提高干部、群众和广大官兵对蜱害综合治理重要性、必要性和可行性的认识，并在国家重点林区和农牧区创建蜱害综合治理的示范区，以全面推动防蜱活动。

2. 建立监测网络

有关单位应进一步加强蜱害种类、数量、分布等种群、亚群落生态学和物候学等长期定位监测的调查研究工作，建议有关部门增加研究资金投入，加强联合攻关的组织协调工作。

3. 纳入政府规划

把蜱害综合治理纳入我省各级政府经济建设规划，并制定相应的法规，以保障综合治理的顺利实施。

4. 做好科普宣传

有关部门通过电视台、广播、报纸、板报、宣传册和杂志进行教育、宣传，办短期莱姆病培训班，提高广大临床医务工作者的诊治水平和卫生防疫人员的综合治理水平，亦可在相关社区和人群中办科普教育讲习班，使广大群众对莱姆病预防措施了解、熟悉和掌握，为莱姆病的群防群治奠定基础。

5. 加强国境口岸的防控

虽然国家质量监督检验检疫总局2005年制定和颁布了《国境口岸莱姆病监测规程（SN/T 1638—2005）》以利于发现和处理传染源，但公众认知程度不高，为此病的防治带来一定困难。对黑龙江口岸莱姆病的流行病学特点的研究表明，从传染源方面看，口岸两国均有传染源存在，且发病率较高；从传播途径来看，黑龙江省莱姆病的主要宿主动物是鼠，经火车、汽车、船只传入境内；从预防方面看，各级各类口岸应做好联防工作，加强疫情监测；检验检疫机构认真履行职责，切实做好出入境交通工具的鼠媒控制工作；各口岸加强卫生监督管理工作。

二、多层次防护策略

1. 集体防护

（1）对宿主动物与传染源的措施：莱姆病病原体的宿主动物种类比较广泛，分布也比较复杂，很难将其一举消灭。因此，对莱姆病传染源的措施重点在于改变环境，从生态学方面影响野生动物、家畜动物和小型啮齿动物的分布，以控制其传染。加强灭鼠：鼠类是莱姆病的重要宿主，人的驻地容易吸引鼠类，因此，应特别注意清洁整齐，防止鼠侵入，可应用挖洞、凿洞、药物毒杀及饲养家猫等方法捕杀鼠。捕鼠方法较多，一般归纳为器械灭鼠、毒饵灭鼠、熏蒸灭鼠、生物灭鼠和生态灭鼠，这些方法至今仍为民间所采用。控制家犬，消灭野狗：在牧区尽量做到不养或少养牧羊犬，在城镇养犬热不宜过高，要经常降温，做好预防接种，禁止流行区的狗流入非流行区；牧区的野狗常成群流窜到住区附近觅食，危害甚大，必须动员群众积极防范或捕杀。积极治疗病畜：对家畜必须严格管理，尽量做到登记编号和定期检查莱姆病血清抗体，对已患莱姆病的家畜可给予大剂量抗生素治疗。

（2）切断传播途径

1）环境治理：对驻地及其周围应清除杂草，使蜱无栖身之地，也使鼠类难以荫蔽。一般在住区以外10~20m范围铲除杂草或用化学除莠剂消灭草丛，清扫树、草落叶和腐败物，破坏蜱类的栖息场所。应尽量铲除林区的主要通路两旁的杂草，使通路加宽，以免人畜通过时在草上待机的蜱侵袭于人畜。

2）家畜管理：为达防蜱的目的可在家畜的耳、颈、腹部，尤其是四肢靠近腹面的部位涂搽驱避剂。家畜圈舍、牛栏、马厩、鸡舍均应离开住房10~20m，修砌在另外地方，禁止人与家畜、家禽在同一院子生活。尤其家犬不能进入人的住室。

3）柴草管理：刚刚砍来的柴草应放在户外指定地点晾晒一段时间，不可直接堆放于厨房内，以免将蜱随柴草带进房间。加强屠宰场的科学管理：在莱姆病流行区对屠宰场、肉食加工、运输和出售环节必须实行严格的卫生监督。

4）加强血源管理：对流行区及有疫区接触史的人群献血者应作莱姆病检查，血清抗体阳性者不能作为供血者。做好杀蜱灭蜱工作：控制蜱密度，这是切断莱姆病传播途径的重要环节。

（3）提高人群抵抗力：人群对伯氏疏螺旋体普遍易感。锻炼身体、增强体质，是提高抗莱姆病能力的有效措施之一。

2. 个人防护

（1）控制蜱与人接触的机会：当穿过有蜱类栖息的狭窄有限的地段时宜疾步快行、迅速通过，切勿东张西望、徐缓挪步，尽量缩短蜱类与人接触的时间。

（2）检查人体有无蜱的侵寄：在野外进入无蜱或少蜱地段后，应即休息一下，并在原地先行检查外衣、内衣有无蜱类附着；身体外露部位有无蜱类爬动或侵寄，如发现有蜱，当即取下用药物杀灭（切勿直接用手捏破或弄碎）。

（3）警防蜱类叮咬：确需在蜱类栖息环境休息时，选一避开鼠穴和见不到蜱类在活动的安全地点并保持戒备状态，如发现蜱类爬来，随时警防蜱类叮咬。

（4）穿戴防护服：较长时间在蜱类栖息生境停留或从事野外作业时，如护林员、林业工人、放牧人员、旅游人群、地质勘探、生物学野外考察人员、中草药采者，在山区、林牧副业、天文、气象观测点、雷达监视站、边防侦察巡逻、孤立据点等各领域从事各种野外活动人员，有条件时可着五紧防护服，即衣服的袖口、领口、裤脚等部位缝有松紧带或拉链的特制防护服装，也可用改装的工作服或防疫服代替。无类似装备条件而着普通衣服时，应把袖口、裤脚扎紧，将袜筒套在外面；如能改穿长筒白布袜并穿长靴或高腰靴也有防护作用。衣、鞋、袜经药物处理后能增加防护作用。

（5）选好地形休息：在作业场地或疫区必须休息时，避开蜱类活动的微小生境，如林间草地、林缘灌丛，家畜、兽类通行的小径，野生大小哺乳动物的洞穴、鸟类巢窝附近等地。脱下的衣帽最好挂在大树较高枝杈上，可用腰带捆绑好挂在绳索或铁丝上。

（6）互相检查：在野外疫区从业，工间休息或收工时要互相检查身体和衣服上有无蜱类，要仔细察看衣服缝、皱褶处、口袋兜、翻领及围在颈部的毛巾等。脱去内衣或掀开内衣认真检查蜱类多侵寄的部位，如头发、两耳、颈项、腋下、毛多及易汗湿的多皱褶部位，方便时也要检查腹股沟、腰背下区和腿部。在多蜱生境活动过程中应每小时检查 1 次，野外作业结束时最好设检蜱站，且只有检蜱站经彻底检查无蜱后才能回到宿舍或住处。要求午休时、晚上就寝之前都养成检蜱习惯。

三、药 物 防 制

1. 室内表面药物喷洒处理

（1）处理靶标：地板、地面、墙壁低洼处、门窗框、墙缝、裂隙及其他可处理的日常用具表面等。

（2）适合的药物和应用剂量：5%DDT、西维因、3%氯丹、倍硫磷、2%马拉硫磷、皮绳磷、1%二溴磷、OMS-33（o-isopropoxyphenyl methylcarbamate，OMS-33）、0.5%林丹、狄氏剂、二嗪磷（二溱农）。通常剂型为油剂、水乳剂及粉剂等。

2. 户外区域药物喷洒处理

（1）处理人、畜经常与其接触的蜱类栖息活动场所：如家屋房舍周围、宿营地帐篷附近、林中作业区段、旅游地风景区、路旁、小径、兽迹等。

（2）适合的药物和应用剂量：适于地面和航空喷洒的有 DDT、毒杀芬、西维因、氯丹、杀虫畏、OMS133、乐果、二溴磷、倍硫磷等。每公顷的剂量均为 2.24kg。

3. 对家栖动物及厩舍的喷洒处理

对家畜体表进行直接喷洒时应配制混悬液、水乳剂等，液体比粉剂更易于透过畜毛，使用也方便；对畜舍处理，剂型并不很重要；用于药浴者，最好使用水剂或水乳剂。适合对畜体和畜舍喷洒处理的药物浓度：1%林丹、美曲膦酯（敌百虫），3%DDT、绳毒磷、0125%氯丹、0103%林丹、015%马拉硫磷等。

4. 使用驱避剂

使用驱避剂是加强个人防护的措施之一，在一些不适于喷洒处理或药物处理环境无效的情况下，也可采用驱避措施。当今广泛使用的驱避剂有避蚊胺（N, N-diethyl-m-toluamide，DEET）、避蚊酮（butopyronoxyl）、驱蚊酯（ethyl-butylacetylaminopropionate，EBAAP）、驱蚊醇等，对蜱类驱避效果显著者为避蚊胺和避蚊酮。

四、被蜱叮咬的紧急处理

在蜱虫数量较大的地区，尽管采取防护措施，也难免被蜱虫叮咬，一旦发现被蜱虫叮咬后，切莫拍打正在叮咬的蜱虫，以防将蜱体内携带的伯氏疏螺旋体由口器刺吸管拍入人体内，导致人为莱姆病的发生，也不能急于硬拔蜱虫，因蜱虫的口器着生若干行倒齿，硬拔蜱虫头部容易断入人体局部伤口内，造成感染，形成溃烂；遇到蜱虫叮咬应在叮咬部位的对应面拍打，或在蜱虫尾部用烟头或打火机等烤烧，蜱虫会自然将口器退出，减少被莱姆病感染的机会。一旦被蜱叮咬后可酌情口服抗生素药物预防，若出现局部感染可对症处理，出现发热应及时去医院诊治，可同时上报当地疾病预防控制中心处置。

在莱姆病流行区被蜱叮咬后还可以应用四环素类如多西环素进行药物预防。有专家建议，蜱咬后 72h 内一次给予患者注射 200mg 剂量的多西环素明显有效。

五、莱姆病疫苗

从理论上说，莱姆病最有效的预防措施是接种有效的疫苗。

科学家 1981 年分离出疏螺旋体。1989 年发现并克隆出疏螺旋体外膜蛋白 OspA。1989～1990 年在许多慢性莱姆病患者体内发现 OspA 抗体。1990～1992 年动物研究表明鼠接种 OspA 可预防莱姆病。1995 年临床试验表明莱姆病患者接种莱姆病疫苗安全而有效。1998 年 FDA 批准了第一个莱姆病疫苗，命名为 LYMErix。疫苗的销售量已经自 1999 年疫苗首次进入市场的 550 万剂下降到 2001 年的 1 万剂。2002 年由于市场需求下，葛兰素史克（GlaxoSmithKline）公司宣布将疫苗退出市场。目前市场上无莱姆病疫苗。

尽管上述第一代莱姆病疫苗并不完美，有效率约为 80%并且需要加强注射接种。这种重组外表面蛋白 A（OspA）疫苗于第 0、1 和 12 个月接种 3 剂，用于 15～70 岁高危人群预防莱姆病的自动免疫。高危人群是在有大批伯氏疏螺旋体感染蜱出没的草原或林区生活、工作或旅游的群体。但是莱姆病流行地区的人接种莱姆病疫苗还是非常重要的。

Johns Hopkins 大学疫苗安全研究所主任 Neal Halsey 认为疫苗销量下降的原因主要是公众的误解和担心造成的。公众误解疫苗的危险性即使是错误的，也能使疫苗的销售市场下降。一些接受疫苗注射者认为注射现在推荐的莱姆病疫苗可能会出现与莱姆病非常相同的肌肉疼痛和其他问题。但是最近 FDA 和 CDC 报道说公众的认识是错误的，其实专家认为目前的莱姆病疫苗是安全的。对照资料和临床研究表明接种疫苗者并不会出现疫苗相关的关节炎或其他慢性疾病增加的危险性。同时媒体大量地报道疫苗的不良反应也是原因之一。

第一代莱姆病疫苗上市和随后退出市场已经过去十多年了。在这十余年间，科学家们对莱姆病疫苗的研究并未停止。

使用单一蛋白重组 OspA 疫苗制剂的潜在局限性包括缺乏对不同伯氏疏螺旋体株的交叉保护，以及因疏螺旋体修剪了外表面蛋白使之不能与保护性抗体相结合而逃逸免疫系统。因此，多重抗原疫苗可能更为有效。

近来的研究又鉴定出多种疏螺旋体蛋白，这类蛋白是有免疫原性的，虽然它们表现出类似于 OspA 的株异源性。外表面蛋白 C（OspC）已被作为另一种可行的疫苗候选物而鉴定出来。在自然感染过程中，伯氏疏螺旋体高水平表达

OspC，并能诱导强有力的早期免疫应答。OspC 表达可能与 OspA 呈负相关。动物研究表明，用重组 OspC 接种也能有效地抵抗某些伯氏疏螺旋体菌株的攻击，株异源性可能限制了 OspC 作为疫苗候选物的有用性。研究人员还未使用 OspC 进行人类现场试验。

科学家也探索了其他疏螺旋体蛋白预防接种的有效性，潜在的候选蛋白包括 OspB、OspF、DbpA，以及 110kDa 的含有伯氏疏螺旋体热休克蛋白（HSP70）的融合蛋白。此外，还可用 BBK32（P35）和 BBK50（P37）免疫，这是两种在体内被选择性诱导出的蛋白，也能够提供保护性免疫。但使用 OspD、OspE 或者 30kDa、83kDa 或 P55kDa 的疏螺旋体蛋白的疫苗接种试验则可能不能保护动物以抵御感染。

采用疫苗预防莱姆病的研究资料在逐年增加。在了解抗伯氏疏螺旋体免疫方面取得的重要进展，包括激发保护性应答的抗原，以及在传播媒介中 OspA 的作用方式，都归因于对有关螺旋体的知识的深入了解。

第九章　莱姆关节炎发病机制研究进展

中期和晚期莱姆病主要表现为慢性关节炎（莱姆关节炎）、神经系统和心脏疾病，其中莱姆关节炎发生率最高（60%的感染者有关节炎症状），危害也最大。因此，加强对莱姆关节炎的研究，探索莱姆关节炎的发生机制，对莱姆病尤其是莱姆关节炎的预防和治疗具有重要意义。此外，莱姆关节炎既是一种危害严重的疾病，其又与多种慢性炎性关节炎如类风湿关节炎、反应性关节炎表现类似，因而是阐明多种慢性炎性关节炎的良好模型。所以，对莱姆关节炎发病机制的研究不仅对莱姆病防治有意义，对其他危害严重的慢性炎性关节炎如类风湿关节炎的防治也可提供重要参考。

一、莱姆关节炎发病机制的研究现状

1. 人体研究情况

国外较早开展了莱姆关节炎发病机制的研究。伯氏疏螺旋体有很强的适应性，寄生于细胞外，在组织间迁移，与宿主细胞粘连并逃逸免疫杀伤。其基因组的生物信息学分析和体内外研究未发现明显的毒力因子（如鞭毛、荚膜、菌毛、内毒素、外毒素和致病性酶类等）。一些学者认为伯氏疏螺旋体的致病物质主要是菌体表面的膜蛋白尤其是外膜蛋白（outer surface protein，Osp），这些脂蛋白有较强的致炎作用；也有的学者认为伯氏疏螺旋体致病机制主要是因菌体中含有与人体交叉反应的抗原成分，机体感染产生抗体后，形成免疫复合物沉积于组织中引起机体的慢性炎症和组织损害。但这一观点仍存在较大争议。虽然从莱姆关节炎患者关节分泌物和组织中难以分离培养出螺旋体，但通过PCR技术可以从大多数未治患者关节中检测出伯氏疏螺旋体DNA，抗生素治疗常常收到良好治疗效果，证明关节中有螺旋体的存在，关节中的螺旋体是引起莱姆关节炎的主要原因。体外研究表明，伯氏疏螺旋体外膜蛋白A（OspA）可刺激体外培养的莱姆关节炎患者关节滑膜细胞产生多种炎性细胞因子，可刺激T细胞发生增殖反应，但进一步研究表明，OspA在关节中并不表达，因此，OspA在体内引起关节炎的可能性很小，伯氏疏螺旋体的关节炎致病物质有待进一步阐明。由于人体研究受到种种限制，因此，更多有关莱姆关节炎发生机制的研究在小鼠模型中进行。

2. 在小鼠模型中的研究

为探索莱姆关节炎发病机制，早在 1988 年，Barthold 等就建立了莱姆关节炎的大鼠模型，但研究受到方法和试剂来源等的限制。1989 年，在严重联合免疫缺陷（SCID）小鼠建立莱姆模型获得成功，随后在免疫功能正常小鼠建立模型也获成功。进一步研究发现，C57BL/6 可被伯氏疏螺旋体感染，但关节炎轻微或无关节炎症状；BA 莱姆病/c 小鼠可发展为不同程度的关节炎，症状轻重与螺旋体注射量呈正相关；C3H/He 小鼠最为敏感，在低剂量螺旋体注射后即可发生严重关节炎。

莱姆关节炎的发生既与固有免疫（innate immunity）反应有关，也与适应性免疫（adaptive immunity）有关。小鼠皮内注射螺旋体后，螺旋体先在局部繁殖，随后血行扩散到全身，分布到关节、心脏和膀胱等组织。10～14 日时出现明显的关节水肿和炎症（主要在膝关节和踝关节）。最初主要以中性粒细胞浸润为主，随后伴随单核细胞浸润，滑膜增生和血管翳形成。但几周后缓解。体内外的研究表明，螺旋体的蛋白（可能主要是脂蛋白）可激活 Toll 样受体 2（TLR2），导致关节组织的巨噬细胞活化，释放炎前细胞因子（pro-inflammatory cytokines），包括白细胞介素-1β（IL-1β）、肿瘤坏死因子（TNF）和 IL-8，引起中性粒细胞渗出和浸润，启动炎症过程。随后，巨噬细胞对螺旋体抗原的加工、处理和提呈导致 CD4$^+$ T 细胞的活化，发挥细胞免疫反应，释放更多细胞因子，进一步加重关节炎，并使关节炎慢性化。研究认为，在莱姆关节炎发生过程中，CD4$^+$ Th1 细胞发挥主要作用，CD8$^+$ T 细胞起次要作用，而 CD4$^+$ Th2 细胞和 B 细胞对关节炎有对抗作用。但这一观点遇到了一些无法解释的实验结果。近 2 年来，由于 CD4$^+$ Th17 细胞的发现和对其病理作用认识的逐步深入，CD$^+$ Th1 细胞发挥主要作用的观点受到质疑，新的研究表明，在多种关节炎模型中，主要由 Th17 细胞而非 Th1 细胞发挥致病作用。因此，Th17 细胞在莱姆关节炎中作用值得进一步研究。

伯氏疏螺旋体具有 132 个脂蛋白基因，编码 100 余种不同的脂蛋白，分子质量为 12～100kDa，其中包括主要外膜表面蛋白（outer surface protein）OspA、OspB、OspC、OspD、OspE 和 OspF 等。OspA 抗原性强，但在哺乳类动物体内很少表达。OspC 是具有高度异质性的外膜表面蛋白，有较强的抗原性。41kDa 鞭毛蛋白具有强免疫原性，人体感染伯氏疏螺旋体一周后即可出现特异性 IgM 抗体，且持续数周，随后出现的 IgG 抗体也可持续数周。应用 41kDa 鞭毛蛋白作为抗原用于莱姆病的早期诊断，有较高的敏感性和特异性。这些脂蛋白基因的表达受到复杂的环境因素控制。例如，OspA 主要由蜱体内的螺旋体表达，而在哺乳类动物体内 OspA 极少表达，OspC 表达上调。目前对伯氏疏螺旋体致关节炎物质的研究不够深入，对 OspA 的研究较多，对 OspC 的研究也略有涉及。但如前所述，OspA 在哺乳类动物很少表达，其致病作用不宜过多强调。Feng 等用伯氏疏螺旋体感染小鼠血清筛选伯氏疏螺旋体噬菌体表达库时，发现了一个螺旋体蛋白与关节炎相关，命名为关节炎相关蛋白 1（Arp1），此蛋白可在小鼠体内刺激产生抗体，该抗体可使关节炎消退，但不能消除伯氏疏螺旋体感染。可是随后的研究表明，Arp1 在人体内不表达，因此可能与人莱姆关节炎的发生关系不大。另外，由于未进行基因敲除及敲入实验，Arp1 与关节炎的直接关系未能确定。

综上所述，国内外对莱姆关节炎的研究已取得一系列进展。但在莱姆关节炎发病机制研究方面仍存在很多问题和障碍。国外虽然对莱姆关节炎发病机制进行了多年探索，发现了部分相关机制，但伯氏疏螺旋体引起关节炎的具体致病物质和毒力因子仍然不清楚，发病机制的详细过程需进一步阐明。

二、编者近期在莱姆关节炎研究中的一些重要发现

如前所述，多项研究表明，莱姆关节炎关节组织中可查到螺旋体。在小鼠实验性莱姆关节炎组织中更易查到和培养出螺旋体。因此可以推断，莱姆关节炎的发生与伯氏疏螺旋体在关节中的存在和直接刺激有关。编者在实验研究中也发现，伯氏疏螺旋体感染小鼠、大鼠、仓鼠及灵长类动物和人后，可扩散到全身多个组织器官，用 PCR 和培养法都可检测到螺旋体在这些组织器官的存在，有些组织，如膀胱组织中螺旋体含量较高。但是，感染者的主要发病部位和慢性炎症部位在膝关节和踝关节，其次是皮肤，少数感染者有心脏和神经系统异常，其他组织器官较少累及，螺旋体密度较高的膀胱等组织也没有明显炎症表现。为了探索这一现象发生的机制，2003 年初，编者等提出假说：鉴于伯氏疏螺旋体通过调节自身蛋白基因表达以适应环境的能力特别强，伯氏疏螺旋体选择性地引起关节炎可能与其在关节中高度表达某个或某几个蛋白分子有关。1997 年伯氏疏螺旋体 B31 株的全基因组测序完成，1960 多个基因的碱基序列可在 TIGR 网站免费下载，为制备伯氏疏螺旋体全基因组微阵列（global genome microarray）提供了可能性。随后，又有研究者发明了选择性捕获和放大组织中原核微生物 mRNA 的方法 DCAL（differentially expressed mRNA in prokaryotic organisms by customized amplification libraries）。这两项重大研究成果为全面检测伯氏疏螺旋体在动物组织中的表达提供了有力支持。

编者等首先用小鼠莱姆病模型检验了自己的假说。在小鼠感染螺旋体后的

不同时间点，分别取关节、皮肤、心脏和膀胱组织，用 DECAL 技术分离和放大螺旋体 mRNA，标记后与伯氏疏螺旋体全基因组微阵列芯片杂交，检测不同组织中螺旋体基因的选择性表达。结果正如编者设想的，螺旋体在不同组织选择性表达不同基因。在生物信息学分析过程中，编者发现了在关节中高表达、在其他组织中低表达或不表达的两个重要基因 *bmpA* 和 *bmpB*。其中，*bmpA* 表达升高最为显著，是膀胱表达量的 32 倍，是皮肤表达量的 46 倍。随后对莱姆病患者关节与皮肤 *bmpA* 和 *bmpB* 基因表达的检测也发现关节表达量明显高于皮肤。实时定量 PCR 进一步证明了上述结果。从莱姆病患者和螺旋体感染小鼠体内均可查到高滴度（titer）的抗 BmpA 和 BmpB 抗体，说明 *bmpA* 和 *bmpB* 基因产物存在与感染者体内。生物信息学和免疫荧光均证明，BmpA 和 BmpB 为螺旋体细胞表面脂蛋白。伯氏疏螺旋体 *bmp* 基因家族是保守的编码膜脂蛋白的基因家族，由 4 个同源性较高的基因组成。

编者进一步提出假说，*bmpA* 和 *bmpB* 基因尤其是 *bmpA* 与莱姆关节炎的发生有关。为了检验这一假说，编者应用基因敲除（gene knockout）技术分别敲除或同时敲除 *bmpA* 和 *bmpB*。结果表明，敲除了 *bmpA* 或 *bmpA/B* 的螺旋体突变株（mutant）仍然能感染小鼠，但引起关节炎的能力显著降低（*bmpA⁻*突变株），或者不能引起关节炎（*bmpA/B⁻* 突变株）。向突变株敲入（knock-in，complementation）野生型 *bmpA* 或 *bmpA/B* 基因可恢复螺旋体的关节炎致病能力。

上述实验充分证明，伯氏疏螺旋体 *bmpA* 和 *bmpB* 基因与莱姆关节炎有直接关系。

第十章 莱姆心脏炎

莱姆病的临床特点为早期广泛性皮肤损害，数周或数月后可出现神经、心脏或关节损害。由该病所致的心脏病变称为莱姆心脏炎，是莱姆病的严重并发症之一。莱姆心肌炎最常见的是不同程度的房室传导阻滞。三度传导阻滞是最严重的形式，如果不及时治疗，可能是致命的，可能需要临时起搏。其他心律异常也有报告。心包炎、心肌炎、心肌病和退行性心脏瓣膜病也可能与伯氏疏螺旋体感染相关。如果诊断和治疗适当，传导阻滞大都预后良好。

一、流 行 病 学

1. 发生率

目前，只有美国和欧洲有较多研究资料。

在美国，莱姆心肌炎的发病率估计不同文献差别较大。Steere 等 1978 年最早报告，在未经治疗的莱姆病患者中 8%有心脏异常表现，主要表现为明显的心脏传导障碍。几年后，康涅狄格州卫生部报道，莱姆心肌炎在莱姆病患者的发生率是 2%。Shapiro 后来报道的发生率更低，在 201 例莱姆病患儿中发生率仅为 0.5%。发生率随报道时间下降的原因可能是识别和治疗早期莱姆病相关疾病（主要是 EM）的能力增强，从而预防了皮肤外的后遗症的发生。

在欧洲的心脏炎发病率，甚至在未经治疗的患者，估计远低于美国（小于1%）。这种差异的可能原因在于病例报告的差异，选择偏倚，也许最重要的是，在欧洲流行的伯氏疏螺旋体基因型与美国不同。

2. 性别差异

虽然男性与女性的莱姆病发病率并无明显差异，但有报道显示，莱姆心脏炎有较高的男女性别比（男∶女为 3∶1）。差异的原因可能有两个：其一是男女心脏电生理确实存在差异，对伯氏疏螺旋体感染的敏感性不同；其二是诊断性别偏差造成，因为医生更有可能对主诉胸痛或心悸而入急诊室的男性进行心电图检查。

二、病理与发病机制

1. 病理发现

（1）小鼠模型：已被用于研究伯氏疏螺旋体对心脏影响。在皮内注射伯氏疏螺旋体菌株后第 10 日，两种不同品系的小鼠 C3H/HeNCrl[C3H]和 C57Bl/6J[B6]均出现心脏炎，可以检测到心脏组织白细胞浸润和成纤维细胞增生，螺旋体在感染后 15 日的达到最高峰。感染 30 日后，心脏组织中淋巴细胞和巨噬细胞取代中性粒细胞成为主要炎性浸润细胞。虽然心电图未能证实小鼠心脏发生传导障碍，但一些感染小鼠出现暂时性的心动过速或心动过缓，不伴心肌酶学升高。心脏炎症于 15 日后逐渐消退，然而，腹主动脉旁周围残留性淋巴浆细胞浸润一直持续到直到第 90 日实验结束。多项指标综合研究发现，与 B6 小鼠相比，C3H小鼠心脏组织内螺旋体出现更早，心脏感染更严重，螺旋体清除也更晚。在另一项研究中，缺乏组织相容性复合体 II 类（MHC-II）分子的免疫缺陷小鼠（包括 C3H 和 B6 小鼠）感染伯氏疏螺旋体后，与免疫功能正常小鼠感染后的心脏病理改变类似。这表明，心脏炎的发展不依赖 MHC-II 类分子的表达或对 CD4$^+$ T细胞的抗原呈递。因此可以认为，莱姆病心肌炎是螺旋体与巨噬细胞直接相互作用所致，因为巨噬细胞在心脏组织浸润细胞中占主导地位。T 细胞和 B 细胞在莱姆心肌炎发病中的作用也有人进行了研究，研究人员比较了免疫正常小鼠、删除B 细胞小鼠和同时删除 T、B 细胞小鼠感染伯氏疏螺旋体后的心脏病变情况，发现 B 细胞的出现对莱姆心脏炎的消退是必要的，并且 B 细胞本身就足以让莱姆心脏炎缓解。而 CD4$^+$ T 细胞在诱发心脏炎，并且加重心脏炎过程中很重要。

随后研究人员用只有 3 周龄的 C3H 小鼠感染伯氏疏螺旋体，建立了莱姆心脏炎心脏传导异常的动物模型。感染两周后，小鼠出现心电图异常，8 周后自然缓解，与人类情况类似。病理检查显示，心外膜和心外膜下有单核细胞和巨噬细胞浸润，炎症程度与传导异常密切相关。病理改变在感染 8 周后恢复，心电图变化的恢复相一致。

（2）人体发现：对人类莱姆心肌炎的病理研究仅基于相对较少的病理。在人类心肌炎症区含有密集的淋巴浆细胞性浸润，主要位于间质区，通常无微血管病变和中性粒细胞及嗜酸粒细胞浸润。心肌细胞坏死也有报道，淋巴浆细胞性心包炎也可能存在。用银染法检测心脏活检标本，发现在心肌纤维和心内膜的炎症区存在螺旋体。伯氏疏螺旋体已经从几名欧洲莱姆心肌病变患者的心内膜活检中分离培养出来。

2. 发病机制

有关莱姆心脏炎发病机制的研究较少。总体上看，莱姆心脏炎的发生主要是侵入心脏组织的螺旋体及其成分与浸润的 T 淋巴细胞和巨噬细胞相互作用，刺激细胞产生炎性细胞因子及其他炎症介质，引起心脏炎。

为了研究细胞因子在易感小鼠的莱姆心脏炎中的作用，Doyle 等用半定量聚合酶链反应（PCR）对感染伯氏疏螺旋体的小鼠心脏组织进行检测，在伯氏疏螺旋体感染后第 0、3、7、14、21 和 42 日，研究促炎性细胞因子和 T 细胞来源的细胞因子的时空表达。在感染过程的早期，可发现促炎性细胞因子如白细胞介素-1β（IL-1β）和肿瘤坏死因子-α（TNF-α）的上调。促炎性细胞因子表达之后，在 Th1 型细胞因子干扰素-γ 开始出现，并且一直维持在高水平。白细胞介素-4 在心脏病变区一直未检测到。

Ritzman 等（2010）研究了趋化因子（chemokine）在莱姆病心脏炎中的作用。他们用伯氏疏螺旋体感染 CXCL1 敲除（CXCL1$^{-/-}$）的 C3H 小鼠，观察随后的关节炎和心肌炎的发展。与正常小鼠相比，CXCL1$^{-/-}$小鼠在关节炎的高峰期踝关节肿胀明显减轻。CXCL1$^{-/-}$小鼠感染后第 11 日和第 21 日的关节炎严重程度评分显著降低，中性粒细胞在炎症性病变部位明显减少。CXCL1$^{-/-}$小鼠在感染 21 日后心脏病变也明显轻微。C3H 野生型和 CXCL1$^{-/-}$从小鼠组织螺旋体载量没有差异。这些结果表明，CXCL1 对实验莱姆关节炎和心肌炎发展中发挥关键，作用机制是通过其受体 CXCR2 招募中性粒细胞到感染部位。

三、临床表现

1. 一般考虑

患者可在感染伯氏疏螺旋体后 4～9 周出现呈多系统损害，包括游走性关节炎、心肌炎及心脏传导障碍等。莱姆心脏炎可在皮肤出现 EM 后 4～83 日发生，平均 21 日。在美国，莱姆心脏炎在 EM 患者中的发生率可达 15%，欧洲发生率较低（表 10-1）。

莱姆心脏炎可以表现出传导障碍相关的症状，也可能无传导异常。房室传导阻滞的患者可出现晕厥、胸痛、心悸，呼吸困难，或不太特异的症状如头晕和疲劳。虽然欧洲莱姆心脏炎患者中大约一半的人有蜱叮咬史，但在美国的比例要低得多。没有蜱叮咬史并不意味着诊断为莱姆心脏炎的可能性较小。莱姆心脏炎患者体检时可能存在心动过缓、心动过速（或心动过缓与心动过速交替发生）、血流杂音、二尖瓣关闭不全杂音、奔马律、啰音、心包摩擦音。美国研究人员 1980 年报道，20 例心脏炎患者中 19 人曾经出现过皮肤 EM，在心脏炎出现后仍然有 15 人出现皮肤红斑，且大多表现为多发性皮损。

因为 1/3 EM 患者通常无显著的局部症状和全身症状，因此可能被忽视。红斑通常发生在不易察的身体部位如臀部、背部或腘窝。这是因为在易见部位（如前臂）叮咬的蜱更容易被发现，在螺旋体感染前被去除，而附着到身体隐蔽部位的蜱可以叮咬足够长的时间使感染得以发生。蜱叮咬传播莱姆病的叮咬时间需要≥48h。因此，如果怀疑莱姆病存在，无论患者是否存在心脏炎临床体征或症状，在整个体检中要除去所有的衣裤，仔细查找 EM。

莱姆病的患者也应评估可能同时存在的其他蜱媒感染，因为同一类硬蜱也可传播其他多种蜱媒病。如果莱姆病患者伴有不明原因的白细胞减少症、血小板减少症或贫血，应考虑合并有无人粒细胞无形体病和（或）巴贝虫病，因为莱姆病本身不会出现这些临床表现。

本病所致心肌损害一般较轻，多呈自限性。经过抗生素规范治疗后一般预后良好。

表 10-1　不同地区莱姆心脏炎的特点

特点	美国	欧洲	中国
蜱媒	肩突硬蜱、太平洋硬蜱	篦子硬蜱、全沟硬蜱	全沟硬蜱、二棘血蜱
病原体基因种	狭义伯氏疏螺旋体	伽氏疏螺旋体、阿氏疏螺旋体、狭义伯氏疏螺旋体	伽氏疏螺旋体、阿氏疏螺旋体
房室传导阻滞发生率			
一度	20%	8%	21%
二度	13%	18%	8%
三度	51%	48%	<1%
EM	82%	58%	无统计资料
多发性损伤	常见	不常见	不常见
神经病变发生率	28%	26%	无统计资料
关节病变发生率	61%	45%	无统计资料
心包炎发生率	5%	23%	无统计资料
心力衰竭发生率	10%	15%	47%
心肌病发生率	未见报道	偶见报道	无统计资料
暂时起搏器使用率	48%	27%	无统计资料
完全康复率	97%	92%	100%

2. 心律失常

心律失常为本病突出的临床表现，本病可累及窦房结、房室交界区浦氏系统，乃至整个传导系统，临床上以房室传导阻滞最常见，少数可表现为束支传导阻滞，偶可发生窦房传导阻滞。国内报道心动过速也较多见。心脏电生理检查可见传导阻滞多发生于希氏束以上，常为暂时性和可逆性。其恢复方式多为渐进性改善，如传导阻滞多在 3～6 周内逐渐恢复，少数可延长至数周或数月。心房颤动也可见到。三度传导阻滞是最严重的形式，如果不及时治疗，可能是致命的。文献报道,对美国 45 例莱姆心肌炎相关三度传导阻滞进行了系统分析,患者平均年龄为 32 岁,84%的患者为男性,39%需要临时起搏。

心电图可出现 ST 段压低、T 波低平或倒置、传导阻滞及各种心律失常。

3. 心肌炎与心包炎

其主要表现为:急性心脏炎可见心脏扩大、心肌心包炎等,体检可闻及心包摩擦音伴二尖瓣关闭不全时可于心尖部闻及收缩期吹风样杂音。有几个病例报道证明,莱姆心脏炎可致急性心力衰竭。严重的心肌损害可引起心脏扩大、晚期出现心力衰竭的症状和体征。心力衰竭者可有呼吸困难、奔马律和肺部啰音等。

已报道莱姆心包炎在美国要比欧洲少见(≤5%与 23%)。与其他原因引起的心包炎相比,胸痛可能是一种不常见的表现。一项报道表明,11 个伴有心包炎的莱姆病患者仅 2 人有胸痛。

4. 心肌病

欧洲研究人员通过从心脏分离伯氏疏螺旋体组织和心肌病血清学研究证实,莱姆病在欧洲可能是扩张型心肌病的病因。虽然螺旋体样微生物已从一些患者的心脏组织定期检测到,但伯氏疏螺旋体仅从少数欧洲患者的心脏标本培养出来。研究人员推测,难于从慢性心脏疾病患者查到伯氏疏螺旋体的原因可能是由于既往感染(而不是最近感染)。心肌病由感染后的残留瘢痕和纤维化引起。这个假说仍有待实验动物模型证实。

5. 其他表现

基于患者 IgG 抗体水平升高,伯氏疏螺旋体已被提出作为心脏瓣膜退行性变、心肌梗死和急性细菌性心内膜炎的病因。由于没有从这些病例分离鉴定出螺旋体,和没有伯氏疏螺旋体引起这些心脏问题的令人信服的证据,这种推测目前依据不足。在没有更多的证据获得之前,莱姆病不应被认为是亚急性细菌性心内膜炎、心肌梗死或心脏瓣膜变性的一个公认的病因。

四、实验室检查

1. 一般项目

白细胞计数升高,核左移;红细胞沉降率增快;血清 IgM 增高;心肌酶谱、肌钙蛋白等心肌损伤指标升高。

2. 螺旋体检测

可以从心脏活检标本培养伯氏疏螺旋体,伯氏疏螺旋体可在培养基中缓慢生长,将培养物置于暗视野下也可找到运动活跃的螺旋体;心脏活检组织的银染色或直接免疫荧光染色也有价值；PCR 检测组织中的螺旋体特异基因，敏感性高。但这些技术是侵袭性的，需要心脏组织活检，而且有假阳性或假阴性存在。

3. 血清学检查

血液或脑脊液中检出特异性 IgM 和 IgG 有重要诊断价值。双份样本抗体效价增加≥4 倍，或单份样本 IgM 或 IgG 效价≥1：128，均提示本病。本方法为非侵袭性，简便易行，但会出现假阳性。

4. 其他辅助检查

（1）心电图：可出现 ST 段压低、T 波低平或倒置，传导阻滞及各种心律失常。

（2）磁共振成像（MRI）：可出现心脏扩大，心肌肥厚等。

五、诊断与鉴别诊断

1. 诊断

本病诊断一般不难，如在莱姆病多发季节于流行地区，曾被蜱叮咬过，出现 EM 和心脏异常表现，血清特异性 IgM 和 IgG 增高，均支持本病诊断。临床上需要鉴别的主要是其他原因所致的心脏传导阻滞及 ST-T 改变等。

2. 鉴别诊断

本病应与风湿热、类风湿病、鼠咬热、病毒性心肌炎等病鉴别，血清学试验有助于鉴别诊断。

（1）风湿热：该病有发热，环行红斑，关节炎及心脏受累等，可依据血清溶血性链球菌抗体，包括抗链球菌溶血素"O"，抗链球菌激酶，抗透明质酸酶及抗 M 球蛋白抗体等增高，C 反应蛋白阳性及病原学检查等有助鉴别。

（2）类风湿关节炎：该病为慢性自身免疫性疾病，有对称性多关节炎，从小关节开始，以后累及大关节，血清中类风湿因子及抗类风湿关节炎协同抗原抗体（抗 RANA 抗体）阳性，关节腔穿刺液找到类风湿细胞及 X 线检查等，一般可以鉴别。

（3）鼠咬热：该病由鼠咬热螺菌所致，有发热，皮疹，游走性关节痛，心肌炎及中枢神经系统症状等易与莱姆病混淆，可根据典型的 EM、血清学及病原学检查等进行鉴别。

（4）病毒性心肌炎：该病在上呼吸道感染、腹泻等病毒感染后 3 周内出现心脏表现，并重度乏力，胸闷、头昏（心排血量降低所致），心尖第一心音明显减弱，出现舒张期奔马律、心包摩擦音，心脏扩大，充血性心力衰竭或阿-

斯综合征等，另在急性期可从心内膜，心肌，心包或心包穿刺液中检测出病毒，病毒基因片段或病毒蛋白抗原等有助鉴别（表 10-2）。

表 10-2　需要与莱姆心脏炎鉴别的心脏异常表现

临床表现	感染性病因	非感染性病因
传导障碍	风湿热（链球菌感染）；查加斯病（Chagas disease，又称美洲锥虫病，克氏锥虫 Trypanosoma cruzi 感染引起）；川崎病（Kawasaki disease）；梅毒；落基山斑点热（立式立克次体感染引起）	β 受体阻滞剂；地高辛；冠心病；心脏结构异常；乙醇；可卡因；蒽环类抗生素
心肌炎和（或）心包炎	风湿热；柯萨奇病毒感染；HIV 感染；查加斯病；白喉棒杆菌感染；刚地弓形虫感染；川崎病；梅毒；小肠结肠炎耶尔森菌感染；落基山斑点热	结节病（sarcoidosis）；硬皮病（scleroderma）；系统性红斑狼疮（SLE）

六、治　　疗

1. 一般治疗

一般治疗主要是各种支持和对症治疗，与其他原因所致心脏炎相同。

2. 抗生素的应用

迅速杀灭体内的螺旋体极为重要，体外研究表明，红霉素、青霉素、第三代头孢菌素及多西环素可于 3～4 日内杀灭螺旋体，临床应用也有极其明显的效果（表 10-3）。

表 10-3　莱姆心脏炎的抗生素治疗

症状		治疗选择
房室传导阻滞	一度	①口服多西环素，每日 2 次，每次 100mg，连续 2～3 周；②口服阿莫西林，每日 3 次，每次 500mg，连续 2～3 周
	二度	①口服多西环素，每日 2 次，每次 100mg，连续 2～3 周；②口服阿莫西林，每日 3 次，每次 500mg，连续 2～3 周
	三度	住院期间静脉注射头孢曲松（ceftriaxone）2g，每日 1 次；症状缓解后采用口服抗生素治疗（采用一度和二度的治疗方案）
房室传导阻滞合并脑膜炎、外周神经病或脑病		静脉注射头孢曲松（ceftriaxone）2g，每日 1 次，连续 2 周
一或二度房室传导阻滞合并脑神经瘫痪		①口服多西环素，每日 2 次，每次 100mg，连续 2～3 周；②口服阿莫西林，每日 3 次，每次 500mg，连续 2～3 周
心肌病		静脉注射头孢曲松（ceftriaxone）2g，每日 1 次，连续 2 周

3. 糖皮质激素的应用

糖皮质激素适用于抗生素短期疗效不佳者。一般可用泼尼松（强的松）。

4. 其他

合并二度以上房室传导阻滞者均应住院治疗，并行心电监护。心室率显著降低或有长间歇者，无论是否合并黑矇、晕厥前兆或晕厥等心源性脑缺血症状均应行临时心脏起搏治疗。莱姆心脏炎引起的房室传导阻滞预后良好，极少需要使用永久起搏器。

七、预　　防

1）预防的关键是在流行季节做好个体防蜱和环境灭蜱。彻底清除山林路边杂草落叶，造成不利蜱滋生的环境。

2）入山者必须头戴防虫帽，身穿防护服及高筒胶鞋，身体裸露部分喷洒或涂擦驱蜱剂。如发现有蜱刺入皮肤时，切勿猛拉，用油类或乙醚滴入蜱体，使之窒息后轻缓拔出。

3）蜱咬后如出现环形红斑应及时就医，早期治疗可防止后期症状发生。莱姆病是仅次于艾滋病的地理分布范围广泛的自然疫源性传染病，目前世界各国正在采取积极有效的防治措施并取得突破性进展，可望在不远的将来会有较大的改观。

第十一章 神经莱姆病

一、神经莱姆病简介

神经莱姆病是指由伯氏疏螺旋体感染引起的神经系统感染性疾病。伯氏疏螺旋体具有高度嗜神经性，可长期潜伏在中枢或周围神经系统，在不同阶段产生不同的神经病变，中枢神经系统多表现为由脑炎引起的记忆力损害，周围神经系统多表现为感觉异常、偏瘫、痉挛等。常见的症状包括淋巴细胞性脑膜（脑）炎、脑神经炎（面神经最易受损）和疼痛性神经根炎。其他如脊髓炎、末梢神经炎和小脑共济失调也可发生，病变可反复发作，个别患者可发展为痴呆及人格障碍。目前引起医学界的高度重视。本文就近年神经莱姆病研究的进展作一总结。

二、发病机制

伯氏疏螺旋体通过蜱虫叮咬皮肤进入人体后，产生特异性抗体，随血流播散至全身，并可在体内长期存在，引起多器官的损伤。如中枢神经系统，Rupprecht 等研究发现，伯氏疏螺旋体在莱姆病早期即可穿过血-脑脊液屏障进入中枢神经系统，引起一系列临床表现。进入细胞内的伯氏疏螺旋体可逃避宿主免疫反应和抗生素的作用，持续增殖并诱发复杂的炎症反应。恒河猴是目前研究神经莱姆病最好的动物模型。Bernardino 等用恒河猴为模型研究发现，伯氏疏螺旋体可激活 Toll 样受体（toll like receptors，TLRs），通过小神经胶质细胞和星形胶质细胞识别病原相关分子模式（pathogen associated molecular pattern，PAMP），调节免疫应答并表达其特异性，引起神经系统的炎症反应。进一步研究证明 TLR1、TLR2、TLR4 和 TLR5 在神经莱姆病中均有重要作用。另外，伯氏疏螺旋体抗原性的变异和外膜表面蛋白 A（outer surface protein A，OspA）的变化可能是细胞外伯氏疏螺旋体逃避宿主免疫反应，引起复发性莱姆病的机制。Ramesh 等研究发现，伯氏疏螺旋体诱生的细胞因子尤其是白细胞介素 6（IL-6）和肿瘤坏死因子 α（TNF-α）可以诱导星形胶质细胞的增殖和细胞凋亡，也与神经莱姆病的发病机制有关。伯氏疏螺旋体的鞭毛蛋白（41kDa）抗原与人神经轴突存在部分共同抗原，可发生交叉反应，引起自身免疫性疾病。因此，目前大多数学者认为神经莱姆病的发病机制可能是：①螺旋体激活白细胞及神经胶质细胞分泌细胞毒性物质；②螺旋体对神经细胞直接的毒性作用；③通过分子模拟触发自身免疫反应。

三、临床表现

神经莱姆病的临床表现主要取决于疏螺旋体的种类、地理环境、个人生活习惯及季节等因素。莱姆病的发病时间有一定季节性，每年有 2 个感染高峰期，即 6 月和 10 月，其中以 6 月最明显。神经系统损害多见于莱姆病中期，也可在莱姆病早晚期出现但不伴其他系统损害，多表现为中枢神经系统和周围神经系统损害。其表现多样、复杂且无特异性，具有复发缓解的过程，病程一般会持续数周至数月不等。神经系统多表现为脑膜炎、脑炎、舞蹈病、小脑共济失调、脑神经炎、运动和感觉神经根炎及脊髓炎等多种病变，但以脑膜炎、脑神经炎及神经根炎多见。病变可反复发作，偶可发展为痴呆及人格障碍。脑膜（脑）炎、脑神经炎和疼痛性神经根炎常并称为神经系统损害的"三联征"。

神经莱姆病早期典型的特征是淋巴细胞性脑膜炎，脑神经和外周神经亦可受累，脑神经损伤中面神经最易受损，可造成单侧或双侧的外周面部瘫痪。此阶段在儿童中主要症状为外周性面瘫，并伴随有脑脊液细胞增多，或者是淋巴细胞性脑膜炎但没有局部的神经损伤，脑膜神经根炎是在成人中患急性莱姆病的主要症状。早期表现最明显的临床症状是根神经炎引起的疼痛，患者通常在胸、腹部有带状的剧烈疼痛，常在夜间发作，持续数周至数月不等。Pachner 等研究发现，在欧洲，大约有 85% 的神经莱姆病的早期患者出现典型的淋巴细胞性脑膜炎和疼痛性神经根炎的症状。

中期神经莱姆病多由感染引起，主要为感觉异常的表现，尤其是根神经痛和四肢的末梢感觉异常及非常罕见的躯干感觉异常。晚期神经莱姆病主要表现为神经系统的并发症，如脑脊髓炎、癫痫、认知障碍、周围神经病变及精神错乱等。精神错乱可以是神经莱姆病的唯一表现，多表现为忧郁、焦虑、惊恐、紧张、失眠、思觉失调等，其中以忧郁最常见。Markeljevic 等研究发现，神经莱姆病的晚期患者中，临床表现主要以震颤、癫痫和精神错乱为主。

四、诊　　断

神经莱姆病的诊断主要根据流行病学资料、临床表现及实验室检查结果综合分析。流行病学资料多见于发病前数日至数月曾到过疫区或有蜱叮咬史者，显示有伯氏疏螺旋体感染的血清学证据。临床表现如早期典型的 ECM，随病程进展出现的关节、眼部、心脏及神经等器官的损害。实验室检查主要依据血清学试验和分子生物学方法分离到病原体或检测到特异性抗体，使用最广泛的是纯化重组抗原的间接免疫荧光试验（IFA）、酶联免疫吸附试验（ELISA）和蛋白质印迹法（Western blot，WB）。由于 ELISA 法简便，特异性和敏感性高，大多实验采用此法。

目前诊断神经莱姆病的血清学方法主要是采集患者的血液和脑脊液（cerebrospinal fluid，CSF）为样本，观察血液及脑脊液是否异常，如白细胞计数升高、血清白蛋白或脑脊液比率升高，均表明血-脑脊液屏障出现功能障碍；加上特异性 IgM 和 IgG 抗体滴度的变化，一般在发病后 4～6 周达到高峰，10 周左右下降。Ljøstad 等学者研究发现，脑脊液中 B 淋巴细胞产生的趋化因子 CXCL13 在神经莱姆病的早期诊断中起到一定作用。Skarpaas 等取 60 名临床疑似神经莱姆病患者的血清及脑脊液，用 C6 缩氨酸酶免疫分析法检测，结果发现 C6 在血清和脑脊液中的敏感性为 98%，在血清中敏感性为 61%，在脑脊液中敏感性为 88%。因此认为此法也是一种简单、敏感、有特异性的诊断方法。ELISA 法是一种检测病毒抗原特异性抗体较为流行的方法，具有高敏感性和特异性，但是由于伯氏疏螺旋体与其他螺旋体有共同抗原、莱姆病的病原体多样化、不同菌株之间携带靶抗原的差异性及其变异性，ELISA 法和免疫蛋白印迹的结果仍需要结合临床资料判定。

随着各种各样分子生物学技术的出现，对某种疾病感染急性期的样本进行检测即可确诊此病。近年来许多学者用特异很高的聚合酶链反应（PCR）法来检测伯氏疏螺旋体 DNA 片段，从而进行神经莱姆病的诊断。目前应用最多的是实时荧光定量 PCR（qPCR）和巢式 PCR（nPCR）。Liveris 等选取 66 名临床疑似神经莱姆病患者为研究对象，通过 qPCR 和 nPCR 检测（46/66），70% 的患者可诊断为神经莱姆病，而且 93.9% 的患者对 PCR 法敏感。Cerar 等研究发现，取莱姆病神经系统损害患者的血液和脑脊液为样本，用 PCR 法检测，结果显示以血液为样本通过 PCR 法检测（131/135）97%患者可确诊，以脑脊液为样本通过 PCR 法检测（146/156）93.6%患者可确诊，因此认为大多数患者对 PCR 法敏感。

近年来有学者制备蛋白质生物芯片技术对神经莱姆病进行诊断，研究发现蛋白质芯片血清鞭毛素抗体检测与相应 ELISA 检测有较好的兼容性。其他辅助诊断的检查有颅底 X 线、脑 CT、MRI 等，利用这些方法对神经莱姆病的鉴别诊断也有重要的临床意义。

五、治疗与预防

　　抗生素对莱姆病的各种病变均有效，因此抗生素治疗是莱姆病最重要也是最有效的治疗措施。目前莱姆病的治疗因其临床阶段的表现不同而有所不同，在各个临床阶段，由于其发病机制及病理生理的不同，抗生素的选择就必须适应不同的临床表现。最新的治疗指南也遵循这一原则，在每个临床阶段选择最佳的抗生素治疗。在疾病早期，大多数抗生素都是有效的，最常用的三种抗生素是 β-内酰胺类（主要是阿莫西林和头孢曲松钠）、四环素类（主要是多西环素）和大环内酯类。在疾病中晚期特别是合并神经系统损害和心脏传导障碍的患者应静脉滴注大剂量 β-内酰胺类（青霉素或三代头孢类抗生素），且治疗至少持续 1 个月。对于早期患者，首选四环素，也可用青霉素或红霉素治疗。有神经系统损害的应选用静脉途径给药，以青霉素或三代头孢（头孢曲松）为首选。Borg 等研究发现，对确诊为神经莱姆病的患者，用头孢曲松钠或多西环素治疗 6 个月后，近 80%的患者痊愈。北美学者 Kowalski 等研究发现用多西环素治疗面神经麻痹有一定的疗效。对并发重度房室传导阻滞的患者，可辅以短期激素治疗。对于莱姆关节炎患者可采用多西环素或阿莫西林与丙磺舒联合治疗。

　　抗生素治疗莱姆病疗效确切，对早期发现并及时进行抗病原治疗的患者，预后一般良好。在播散感染期（即二期）进行治疗的，绝大多数能在 1 年或 1 年半内痊愈。在晚期或持续感染期进行治疗的，大多数也能缓解，但偶有复发，也可能遗留神经系统症状体征或关节活动障碍等。反复大剂量抗生素治疗，应警惕真菌感染的并发症。

　　室外消遣活动如狩猎、垂钓和旅游等可增加莱姆病的危险性，因此做好莱姆病的预防至关重要。莱姆病的预防应做到加强对本病的宣教，野外活动（特别是林区和山区）穿防护服，皮肤搽驱蜱剂，防止硬蜱叮咬，最好不要野外露宿；若在疫源区被硬蜱叮咬，尽可能早期预防性使用抗生素；国外已开发出疫苗用于特异性预防，灭活疫苗已获准在家犬中使用。人用的疫苗仍在临床试验中，重组蛋白疫苗（OspA）在莱姆病的预防中起着至关重要的作用，近年来研究人员也开发出一些新的疫苗，如 OspC、BBK32 和 DbpA 等疫苗，而且进一步的研究发现，在莱姆病的预防中，联合使用多种疫苗比单独使用某一种疫苗的效果更明显。

六、结语与展望

　　神经系统损害是莱姆病的主要表现之一，其临床表现多样复杂且无特异性，在无硬蜱叮咬史的病例中，其诊断主要依赖于血清学检查，并与其他疾病相鉴别。非疫源区的散在病例易于漏诊或误诊。对于林区和山区流行季节原因不明的神经系统病变患者，应警惕神经莱姆病，早期进行血清学检查，争取早发现、早治疗，避免病程迁延或致残。结合目前研究结果，早期诊断和治疗是治愈神经莱姆病的关键，提高临床医生对神经莱姆病的全面认识是减少该病误诊误治的关键。对神经莱姆病更深层次的研究对未来的预防和治疗将提供有益的帮助。

第十二章　Toll 样受体和趋化因子与莱姆关节炎

一、Toll 样受体和趋化因子

1. Toll 样受体及其生物学效应

Toll 样受体（Toll-like receptors，TLR）是表达在细胞表面或细胞内的 I 型跨膜糖蛋白，属于模式识别受体家族，可分为胞膜外区、胞质区和跨膜区三部分，存在于多种细胞中，包括上皮细胞及多种免疫细胞（如巨噬细胞和树突细胞等）。目前，哺乳动物 Toll 样受体家族成员已确认的至少有 10 个，TLR 的配体包括各种不同的疾病相关分子模式（pathogen-associated molecular pattern，PAMP）分子，可识别来自细菌和病毒体内的各种成分，如脂多糖、肽聚糖碎片、各种蛋白及核酸。Toll 样受体在机体感染的固有免疫中起关键作用，也是连接固有免疫和适应性免疫的桥梁。

2. 趋化因子及其生物学效应

趋化因子（chemokines）是指具有吸引白细胞移行到感染部位的一些低分子质量（多为 8～10kDa）蛋白质，在炎症反应中具有重要作用。这些小蛋白因其具有定向细胞趋化作用而得名。依照保守的半胱氨酸残基，可分为 α 趋化因子（CXC 趋化因子家族）、β 趋化因子（CC 趋化因子家族）、γ 趋化因子（XC 趋化因子家族）和 δ 趋化因子（CX3C 趋化因子家族），可由多种细胞释放。趋化因子的生物学功能是可刺激白细胞的趋化性，吸引中性粒细胞、单核巨噬细胞等炎性细胞移动到炎症灶，并增强炎性细胞的吞噬杀伤功能，促进它们释放炎症蛋白和炎症介质，直接参与炎症的发生发展过程，并且在固有免疫和适应性免疫中发挥重要作用。

二、Toll 样受体和趋化因子与莱姆关节炎

1. 莱姆关节炎研究现状

莱姆关节炎是一种蜱传播多系统疾病的晚期临床表现，1976 年，首次将这

类与慢性炎性关节炎（如类风湿关节炎，反应性关节炎）相似的疾病命名为莱姆关节炎，在蜱叮咬后数月到数年，大约 60%未经治疗的莱姆病患者可发展为莱姆病关节炎，在美国，晚期以莱姆关节炎为主，在欧洲，以慢性萎缩性肢皮炎最为普遍。莱姆关节炎为间断性的单关节受累，以膝、肘、髋等大关节受累严重，小关节周围组织也可受累，主要表现为关节疼痛、肿胀，关节积液，同时伴有软骨和骨组织破坏，导致关节损害，可进一步发展为慢性关节炎。

2. 莱姆关节炎发病机制研究

莱姆关节炎的发生既有固有免疫的参与，也有适应性免疫的参与。由于伯氏疏螺旋体缺乏毒力因子脂多糖，其外膜脂蛋白被认为是伯氏疏螺旋体诱导炎症反应的主要介质，作用类似脂多糖，伯氏疏螺旋体基因组编码 160 多种脂蛋白，在生命周期不同阶段表达不同。当机体感染伯氏疏螺旋体后，表面具有高度免疫刺激性的脂蛋白表达发生改变，这些改变有利于螺旋体向特定组织扩散和逃避免疫攻击，并且螺旋体脂蛋白可激活 Toll 样受体（Toll-like receptors，TLRs），特别是 TLR-2 和 TLR-4，连同 CD14 细胞，启动炎症反应过程。当免疫细胞和病原体接触时，在感染灶，血管周围淋巴细胞、巨噬细胞和少量浆细胞浸润，巨噬细胞和树突细胞引起促炎反应，产生细胞因子，如肿瘤坏死因子（tumor necrosis factor，TNF）、IL-1、IL-6、IL-8，行使部分固有免疫应答功能。外周血 T 细胞产生促炎细胞因子，行使部分适应性免疫应答功能。尽管机体产生强烈的免疫反应，伯氏疏螺旋体仍然可以扩散到其他部位，包括关节组织中，引起莱姆关节炎的发生。目前有研究报道，伯氏疏螺旋体表面膜蛋白 BmpA 和 BmpB 和莱姆关节炎的发生密切相关，对于莱姆关节炎患者，体外培养的外周血或滑膜液中单核细胞产生大量的干扰素-γ（interferon-γ，IFN-γ）和 TNF-α，T 细胞和促炎细胞因子在关节滑膜液中大量表达，关节炎的严重性与关节滑膜液中 Th1 和 Th2 细胞的数量（尤其是 Th1 细胞）直接相关。伯氏疏螺旋体诱导的关节炎症主要由炎症细胞因子和趋化因子介导，如 TNF-α、IL-1α、IL-1、IL-1β、IL-6、IL-8、IL-17 和 IFN-γ 等。

3. Toll 样受体与莱姆关节炎发病关系

既然螺旋体脂蛋白通过 TLR 信号转导诱导炎症反应，引起莱姆病临床炎症表现，那么 TLR-2 或它的下游信号分子 MyD88 缺乏将会阻止伯氏疏螺旋体感染后的炎症反应。Shin 等研究发现 MyD88 分子缺陷的骨髓分化的巨噬细胞（bone marrow-derived macrophages，BMDM），当受到伯氏疏螺旋体感染时，细胞因子和趋化因子，如 TNF-α、IL-6、IL-1β，单核细胞趋化因子 1（monocyte chemotactic protein，MCP-1），趋化因子（chemokine，C-X-C motif）配体 2（ligand 2，CXCL-2），通过 qRT-PCR 检测，表达量降低，其影响炎症反应。

　　但这一观点遭到质疑，有关研究表明，TLR-2 缺陷的小鼠继续发展为关节炎，并且其螺旋体数量高于正常小鼠 50 倍；也有研究表明，比较正常小鼠，缺乏共同 TLR 信号分子 MyD88 的小鼠组织中螺旋体数量更多（>100 倍），比 TLR2 缺陷小鼠组织中的螺旋体还多（>6 倍），说明除了 TLR2 途径，其他 MyD88 依赖的途径在宿主伯氏疏螺旋体感染的防御中起到重要的作用。Liu 等研究表明，与正常小鼠相比，缺乏 MyD88 信号分子的老鼠产生强烈的 Th2 细胞依赖的病原特异性免疫球蛋白 G1（IgG1）反应，并且 IgM 的滴度也有明显的升高，可继续发展为关节炎，由此证明，伯氏疏螺旋体特异性抗体在莱姆关节炎的发生中具有重要的作用。另外，该研究也揭示了 MyD88 信号分子缺乏的小鼠含有高于正常小鼠 250 倍的螺旋体含量，证实了 MyD88 信号分子途径不是伯氏疏螺旋体引起炎症所必需的，但却可有效地控制螺旋体的数量。MyD88 分子可有效地杀死伯氏疏螺旋体，但不是莱姆关节炎发生的原因。Wang 等研究发现 TLR2 缺陷的 C3H/HeJ 小鼠感染伯氏疏螺旋体 RST1 临床菌株后可发展为严重的关节炎，并且，通过实时定量 PCR 检测，在心脏，关节和耳组织活检样本中螺旋体的数量较正常小鼠显著增高（$P=0.02$），而在 TLR2 缺陷的 C3H/HeJ 小鼠感染伯氏疏螺旋体 RST3A 后，在血液和组织样本中，没有检测到伯氏疏螺旋体 DNA 存在，螺旋体含量也较低，表明 TLR2 介导信号的缺失可损坏机体的固有免疫防御机制，导致组织中较高水平的螺旋体数量，而其他不依赖 TLR2 的信号通路或许在机体的免疫防御中起重要作用，可清除小鼠中 RST3A 临床菌株。

4. 趋化因子和莱姆关节炎发病关系

　　由上节描述可见，TLR 样受体和 MyD88 分子不是莱姆关节炎发生的真正原因，究竟是什么能够诱导莱姆关节炎的发生呢？在感染部位，趋化因子的产生激活内皮细胞并诱导细胞迁移到感染部位，从而引起炎症。

　　比较以往的观点，在伯氏疏螺旋体诱导的炎症中，趋化因子的作用似乎是非常重要的。Brown 等通过螺旋体踝关节接种对关节炎易感小鼠（如 C3H/HeJ，C3H）和耐受小鼠（如 C57BL/6J，B6 或 DBA/2J，DBA）产生的 12 种促炎及抗炎细胞因子和趋化因子进行比较，结果表明，两种小鼠关节中促炎及抗炎细胞因子（如 IL-1β、IL-4、IL-6、TNF-α、IFN-γ 等）的产生没有显著的差别，但中性粒细胞趋化因子 CXCL1（KC）和单核巨噬细胞趋化因子 CCL2（MCP-1）在伯氏疏螺旋体感染的 C3H 小鼠关节中过度表达，引起中性粒细胞和单核细胞在关节组织浸润，从而导致关节炎的发生。除此之外，该研究还对 CXCL1 和 CCL2 与莱姆关节炎发展严重性的关系进行了比较，采用相应受体缺乏的小鼠进行实验，结果显示，CCL2 受体（CCL2 receptor，CCR2）缺陷的小鼠依然会发生为严重的关节炎，而 CXCL1 受体（CXCL1 receptor，CXCR2）缺陷的小鼠莱姆关节炎较轻，从而说明了通过 CLCL1 召集中性粒细胞到关节组织中对于莱姆关节炎的发展十分重要。Strle 等对 49 名莱姆关节炎患者进行趋化因子和细胞因子水平分析，49 个关节液样本（16 个抗生素敏感的关节样本和 33 个抗生素耐药的关节样本），采用基于微球的多通道分析（bead-based multiplex assays），与 16 名抗生素敏感的关节炎患者相比，33 名抗生素耐药患者关节液中的趋化因子和细胞因子（如 CXCL9、CXCL10 和 IL-6）的水平显著增高，并且相比移动性红斑患者的血清样本，抗生素依赖的关节炎患者关节液中这些因子高达约 15 倍。Wang 等研究表明在感染伯氏疏螺旋体的 TLR2 缺陷的 C3H 小鼠中，T 细胞趋化因子 CXCL9 和 CXCL10 在关节组织中大量表达，引起关节组织中 T 细胞增多，T 细胞的增多可诱导单核细胞及其他炎性细胞向关节组织浸润，从而导致严重莱姆关节炎的发生。Shin 等对莱姆关节炎患者外周血单核细胞（peripheral blood mononuclear cells，PBMC）和 PBMC 中 CD14$^+$的单核巨噬细胞进行体外培养，伯氏疏螺旋体刺激后，可诱导产生趋化因子 CCL2、CCL4、CXCL9 和 CXCL10，与未刺激的细胞相比，差异显著（$P<0.001$），并且该研究表明伯氏疏螺旋体可直接刺激单核巨噬细胞分泌大量趋化因子（如 CCL-4），在早期和晚期莱姆病固有免疫应答中具有重要作用，同时也可刺激其他细胞（如 NK 细胞或 NK T 细胞等）产生 IFN-γ，诱导固有免疫细胞（如巨噬细胞，树突细胞）分泌 CCL2、CXCL9 和 CXCL10，间接诱导效应 T 细胞在在关节组织中聚集，引起机体适应性免疫应答。

5. 结语与展望

综上所述，Toll 样受体与趋化因子对阐述莱姆关节炎的致病机制至关重要，它们即可介导固有免疫应答反应，又可介导适应性免疫应答反应，两者相辅相成，不可分离，Toll 样受体依赖的免疫信号途径的存在可调节 T 细胞在关节组织中聚集和 T 细胞趋化因子的产生。Toll 样受体缺陷的小鼠关节炎反应更加强烈，这是由于更多的炎性细胞的浸润（主要是 T 细胞），T 细胞的聚集和激活或许弥补了 Toll 样受体的缺陷，增强了莱姆关节炎的炎症反应。有关研究表明，在伯氏疏螺旋体感染的 TLR2 缺陷的小鼠中，TLR2 不依赖的 IFN 激活途径，主要产生 T 细胞趋化因子，其增强的 IFN 信号或许解释严重关节炎的发生。除此之外，其他新的途径或许也可以解释莱姆关节炎的发生。

目前，对莱姆关节炎致病机制的研究，国内外已经取得了一系列进展，但伯氏疏螺旋体诱导产生强烈关节炎症反应的具体机制尚不清楚，因此，莱姆关节炎发展的途径，严重程度及其相互关系有待进一步研究。

第十三章　Th17、IL-17 与莱姆关节炎

效应性 CD4$^+$ T 细胞即 T 辅助性细胞（T helper，Th）在机体适应性免疫应答和免疫调节中发挥着重要的作用，局部微环境中细胞因子的不同是决定 CD4$^+$ T 细胞分化方向的关键因素。根据分泌细胞因子表达谱不同，传统上将 Th 细胞分为 Th1 和 Th2 两个亚群。2005 年，Park 和 Harrington 等分别发现机体内还存在一类新型的 CD4$^+$ T 细胞亚群，该亚群在 TGF-β 及 IL-6 的协同诱导下进行分化，以分泌 IL-17A/F、IL-21、IL-22、TNF-α 为特点，被命名为 Th17 细胞（T helper 17）。目前研究发现 Th17 细胞发挥着清除胞外病原体的重要作用，与自身免疫性疾病及肿瘤发生、发展有密切联系。

一、Th17、IL-17 的命名和生物学效应

Th17 细胞以分泌 IL-17 而得名，并与 IL-17 受体（IL-17R）结合发挥功能。IL-17 家族包括 6 种配体（IL-17A-F）及 5 种受体，不同细胞如 NK 细胞和中性粒细胞等都产生 IL-17，尤其重要的是只有 IL-17A、IL-17F 是由 Th17 细胞所分泌，两者同源性最高，而 IL-17 家族其他成员与 Th17 细胞的表型和功能无明显关系。通常所指的 IL-17 即是指 IL-17A。IL-17R 为 I 型跨膜蛋白，在多种细胞表面广泛存在，IL-17A、IL-17F 具有相同的受体 IL-17RA、IL-RC。Th17 所分泌的 IL-17 主要作用于非造血细胞，因此 IL-17A/F 成为连接适应性免疫和固有性免疫的重要桥梁。IL-17 主要生物学功能是促进炎症反应，在中性粒细胞的募集方面具有重要作用；由 IL-17 介导的炎症性反应可能是多种自身免疫性疾病（如类风湿关节炎、银屑病、多发性硬化症等）重要的治病环节，也成为治疗这些疾病的靶分子。此外，Th17 细胞也可产生其他多种细胞因子如 IL-6、IL-21、IL-22、TNF-α 等，在介导慢性炎症、防御胞外菌感染、自身免疫病及肿瘤方面发挥重要作用。

二、Th17、IL-17 与莱姆关节炎关系

莱姆病（Lyme disease）是由蜱传播的伯氏疏螺旋体（*Borrelia burgdorferi*）感染机体引起的全身多系统受损的感染性疾病。它既是一种自然疫源性疾病，

又是一种人畜共患病。具有分布广、传播快、致残率高的特点，引起医学界高度重视。目前，全球五大洲已有 70 多个国家发现莱姆病，每年感染及发病人数在 30 万左右。依据我国农村人口和林区居住人口数量，流行病学调研结果推断我国受莱姆病威胁人数不少于 5 亿人；其中有 40%～50%感染患者将转为中、晚期及全身性感染，因此，开展对莱姆病的研究和防治，有着重要的现实和长远意义。莱姆病临床表现复杂，一般可分为早、中、晚三期。早期临床症状以皮肤出现 ECM 为特征；中期以神经系统损害和心脏异常表现为特征；晚期以慢性关节炎为特征并继发慢性萎缩性肢皮炎；其中，莱姆关节炎（Lyme arthritis）发病率最高（60%的感染者有关节炎症状），危害也最大。

1. 莱姆关节炎致病机制研究简况

莱姆关节炎发生既与固有免疫反应（innate immunity）有关，也与适应性免疫反应（adaptive immunity）有关。在小鼠螺旋体感染模型中发现，螺旋体先在局部繁殖，随后扩散到全身，分布到关节、心脏、膀胱等其他组织。10～14 日时出现明显关节水肿和炎症（主要在膝关节和踝关节）；病理切片发现，最初主要以中性粒细胞浸润为主，随后伴随单核细胞浸润，滑膜增生和血管翳形成，但几周后缓解。体内、外研究表明，螺旋体（可能主要是脂蛋白）可激活 Toll 样受体 2（TLR2），导致关节组织的巨噬细胞活化，释放炎前细胞因子（pro-inflammatory cytokines），包括白细胞介素 1β（IL-1β）、肿瘤坏死因子（TNF）和 IL-8，引起中性粒细胞渗出和浸润，启动炎症过程。随后，巨噬细胞对螺旋体抗原加工、处理和提呈导致 CD4$^+$ T 细胞的活化，发挥细胞免疫反应，释放更多细胞因子，进一步加重关节炎，使关节炎慢性化；近期研究证明，伯氏疏螺旋体膜蛋白 BmpA 和 BmpB 与莱姆关节炎有直接关系。早前研究发现，在莱姆关节炎发生过程中，CD4$^+$ Th1 细胞发挥主要作用，而 CD4$^+$ Th2 细胞和 B 细胞对关节炎有对抗作用。但这一观点遇到了一些无法解释的实验结果。近年来由于 CD4$^+$ Th17 细胞发现和对其病理作用认识的逐步深入，CD4$^+$ Th1 细胞发挥主要作用观点受到质疑，新的研究表明，在多种关节炎模型中，主要由 Th17 细胞而非 Th1 细胞发挥作用。因此，Th17 细胞在莱姆病关节炎中的作用值得进一步研究。

2. Th17、IL-17 与莱姆关节炎发生发展

T 淋巴细胞，尤其是由 Th1 细胞分泌的 IFN-γ 曾被认为在莱姆关节炎的发病机制中扮演中心角色。然而，在动物模型中，Th1 细胞被证明并不是导致莱姆关节炎所必需，暗示在莱姆关节炎致病机制中参与介质不同于 IFN-γ、IL-12 和其他 T 细胞亚群。Th17 细胞，一个新亚群 Th 细胞，通过释放 IL-17 在自身免疫组织损伤中起到至关重要的作用。IL-6、TGF-β、IL-1β 和 IL-23

都是 Th17 细胞分化中重要细胞因子。伯氏疏螺旋体感染机体时宿主细胞相互作用致使 IL-6 炎性细胞因子释放，IL-6 联合 TGF-β 促使 Th17 细胞分泌 IL-17，IL-17 又引起其下游细胞因子如 TGF-α、IL-1β 释放；此外，IL-17 可能刺激成纤维细胞、滑膜细胞释放包括 IL-6 在内细胞因子。同时，IL-6 又联合多余的 TGF-β 调节 Th17 细胞分泌直至体内螺旋体水平降至不足以引起进一步炎症。IL-17 可诱导基质细胞、关节滑膜细胞、软骨细胞、成纤维细胞及巨噬细胞分泌促炎细胞因子和趋化因子，并且招募和激活中性粒细胞。有趣的是，在类风湿关节炎患者关节液标本中检测出 IL-17 呈高水平表达，促使关节处蚀骨细胞形成，并且其他几个实验也暗示 IL-17 可能参与莱姆病关节炎致病进程。

　　尽管螺旋体表面膜蛋白被认为与莱姆关节炎有关，但目前对能诱导 Th17 细胞活化的螺旋体毒力因子仍不太清楚。Gaia 等研究发现，伯氏疏螺旋体的促中性粒细胞蛋白 A（neutrophil-activating protein A，NapA）能够促使固有免疫系统表达 IL-6、TGF-β、IL-1β 和 IL-23，这几个关键细胞因子能够促进 Th17 细胞分化，致使 IL-17 在莱姆病患者关节液中呈高水平表达，证明 Th 细胞在莱姆关节炎致病机制中扮演重要角色。Burchill 等选用接种伯氏疏螺旋体活菌和 IFN-γ 缺陷的小鼠制模成莱姆关节炎，然后分别注射 IL-17 抗体和 IL-17 受体抗体，发现能明显抑制关节炎症状并且组织病理学检测也得到证实；相反，注射重组 IL-17(rIL-17)并没有改变和延缓关节炎症状，与没有注射 rIL-17 比较起来没有变化。Nardelli 等同样选用注射伯氏疏螺旋体活菌和 IFN-γ 缺陷的小鼠造成骨关节破坏性病变模型，同时给予其注射 IL-17 抗体，发现注射 IL-17 抗体后在局部淋巴结检测中发现 CD4$^+$ T 细胞、CD25$^+$ T 细胞数量明显增加，关节症状缓解；当同时给予 IL-17 抗体和 CD25 抗体治疗后，局部淋巴结中 CD4$^+$ T 细胞、CD25$^+$ T 细胞数量下降，并且局部关节病变加重；结果证明 CD4$^+$ T 细胞、CD25$^+$ T 细胞在预防注射伯氏疏螺旋体疫苗和 IFN-γ 缺陷的小鼠动物模型关节病变中，起到重要作用。上述实验暗示，由 CD4$^+$ T 细胞分泌产生的 IL-17 在伯氏疏螺旋体感染机体适应性免疫应答过程中，对加重莱姆关节炎发展起主要作用。Amolong 等用 IL-15 抗体来治疗莱姆关节炎动物，发现也能有效减缓病变进展。Kotloski 等进一步发现，IL-23 也参与莱姆关节炎致病进程，并能促进局部淋巴结细胞分泌 IL-17。总之，IL-17 诱导关节滑膜细胞释放细胞因子 IL-6、IL-8 和其他相关联介质参与了莱姆关节炎致病进程，说明这条主轴线是引起中性粒细胞在关节处积聚并最终导致关节炎症病变的主要致病机制。

三、结语与展望

　　Th17 细胞是近年来新发现的一种细胞亚群，它分泌 IL-17 及其他细胞因子为阐述和研究莱姆关节炎致病机制打开了新的思路。目前，相关研究也暗示 IL-17 可能参与莱姆病关节炎致病机制，并且还发现其他 Th17 细胞相关细胞因子如 IL-23、TGF-β 和 IL-6 也参与莱姆关节炎致病过程中。结合目前研究结果，我们可以推断关节液中 Th17 细胞免疫应答在莱姆关节炎发病机制中发挥重要作用，进一步研究 Th17 细胞调节机制通道会对我们未来预防和治疗莱姆关节炎提供有益帮助。

第十四章　白细胞介素-10 与莱姆病

一、白细胞介素-10 简介

白细胞介素-10（interleukin-10，IL-10）是一种多效性细胞因子，可抑制 T 细胞、单核细胞和巨噬细胞的活性和效应功能，其主要功能是限制或终止炎症反应。除此之外，IL-10 还能调节 B 细胞、NK 细胞、细胞毒性 T 细胞和辅助 T 细胞、肥大细胞、粒细胞、树突细胞、角化细胞和内皮细胞的生长或分化。

大量试验证明，IL-10 对细菌、真菌及原核生物等病原引起的固有免疫和适应性免疫具有抑制作用。一方面对动物给予 IL-10 或对小鼠使用 IL-10 转基因都能损害其抗病原反应。另一方面，使用单克隆中和抗体或如降低 IL-10 缺失小鼠 IL-10 水平或消除 IL-10 能控制感染。用抗 IL-10 单克隆抗体中和 IL-10 能恢复病原特异性 T 细胞的应答。从生理学的角度来看，IL-10 可能在对病原体的免疫反应过程中起到减轻炎症的作用。成功的免疫反应能够平衡组织损伤和防止病原入侵之间的关系，而 IL-10 对于这一过程起到重要作用。IL-10 能有效拮抗 TH1 型免疫反应，而不影响对病毒传播的免疫控制。对患有丙型肝炎的 IFN 抗性患者给予 IL-10 能防止肝脏纤维化，而不增加病毒滴度。

IL-10 对炎症的限制作用是通过下调炎性细胞因子和趋化因子的表达及抑制效应器细胞，如 T 细胞核单核巨噬细胞的功能实现的。伯氏疏螺旋体及其脂蛋白是细胞中 IL-10 产生的潜能性诱导剂，诱导固有和获得性免疫反应产生。更重要的是，IL-10 已被证明是一种关键的莱姆病中炎症反应的调节剂，其对炎症的调节是通过控制多种促炎细胞因子的生产和功能实现的。抗炎性细胞因子 IL-10 在限制炎症反应和防止组织损伤中发挥着关键的作用。它的这种作用主要是通过下调炎性介质的表达，同时抑制 T 细胞核单核巨噬细胞的效应器功能而实现的。除了这些激活作用，IL-10 还可调节 T 细胞和 B 细胞、NK 细胞、细胞毒细胞、肥大细胞、粒细胞、树突细胞（DCs）、角化细胞和内皮细胞的生长和（或）分化。不同制备的伯氏疏螺旋体（活的、超声处理的、冻结-解冻的和热灭活的）及其脂蛋白可在一些细胞类型中可诱导 IL-10 的产生。IL-10 的生成已在莱姆病的鼠类模型的关节组织、皮肤组织、淋巴结细胞、脾细胞、巨噬细胞和胶质细胞被检测到。在人类，研究已显示伯氏疏螺旋体在外周血的单核细胞中在体外可诱导 IL-10 的生成。其他的研究显示 IL-10 在外周血、巨噬

细胞、树突细胞、淋巴细胞、脑脊液（CSF）、滑膜组织、小胶质细胞、皮肤
和 B 疏螺旋体的游走性红斑皮肤损伤处存在。

二、IL-10 与莱姆病的关系和相关机制进展

IL-10 与莱姆病的关系及其相关机制是目前研究的热点问题。如何利用
IL-10 的抗炎作用及对炎症的调控而对莱姆病采取积极有效的预防、治疗措施
是近来研究的焦点。

1. IL-10 在莱姆病中对炎症的作用

最近研究证实，伯氏疏螺旋体诱发的关节炎，即莱姆关节炎，具有传染和
炎症的特性。这种关节炎由存在于关节组织中的螺旋体来主导，并通过由疏螺
旋体脂蛋白引起的 Toll-样受体 2（TLR2）信号通路的激活而被介导。一些宿主
基因调节关节炎的严重程度，可能是通过炎症前和抗炎反应之间平衡的调节实
现的。Gautam 的研究发现，在注射伯氏疏螺旋体后 C57BL/6J（C57）小鼠发生
轻微的关节炎（对莱姆病有抵抗力的），而 C3H/HeN（C3H）小鼠却发生严重
的关节炎（对莱姆病易感）。研究者假设易感和对莱姆病抵抗与固有的免疫细
胞暴露活的伯氏疏螺旋体后对炎性介质的早期诱导和调节相关。本研究中，他
们应用多通道 ELISA 和实时定量 RTPCR 来调查 C57 和 C3H 小鼠来源的骨髓
源性巨噬细胞在体外暴露于活的疏螺旋体或螺旋体脂蛋白后产生的细胞因子和
炎症趋化因子水平的定量变化。结果发现，在刺激后，两种小鼠品系的巨噬细
胞中细胞因子和炎症趋化因子都上调。然而，有趣的是，实验结果揭示了两种
独特类型的小鼠巨噬细胞显示出的疏螺旋体和脂蛋白诱导性炎性介质的类型，
即 C57 细胞中大多数炎症趋化因子上调的水平较 C3H 细胞高。反之，前者细
胞因子上调较 C3H 激烈。基因转录本分析显示，炎性介质显示的不同类型与
TLR2/TLR1 转录本不平衡相关：C3H 巨噬细胞与 C57 细胞相比，表达更高水
平的 TLR2 转录水平。外源性 IL-10 阻碍了炎性介质的生成，特别是在脂蛋白
刺激下引发的炎性介质的生成。中和内源性生成的 IL-10 可增加炎性介质的生
成量，在 C57 小鼠的巨噬细胞中较 C3H 小鼠巨噬细胞明显。这种促炎性反应
产物生成的独特类型与 TLR2/TLR1 表达一道，结合莱姆病抵抗和易感小鼠巨
噬细胞的调节提示其本身就可作为一个进一步研究莱姆病不同发病机制的小鼠
品系模型。

Charles 认为，通过 C57BL/6 小鼠感染伯氏疏螺旋体获得的 IL-10 的产物被
认为是抵抗实验性莱姆关节炎发展的机制。在其研究中，试图确定 IL-10 在莱
姆关节炎和心脏炎易患性 C3H 小鼠感染中的作用。实验发现，IL-10 敲除 C3H

小鼠与野生型 C3H 小鼠相比，感染引起了关节肿胀和关节炎严重程度评分的增加。伯氏疏螺旋体在关节中或弥散组织中数目的检测提示，在 IL-10 存在的情况下对螺旋体的清除更有效。然而，与先前体外的实验工作相比，IL-10 敲除的 C3H 小鼠的感染导致了体内细胞因子 KC、IL-1β、IL-4 和 IL-12p70 在感染关节的表达降低。结果还发现，表达 IL-10 的腺病毒在 C3H 小鼠感染的关节中不能调节严重的关节炎的发展，且对螺旋体或疏螺旋体特异抗体的产生没有作用。莱姆心脏炎的发展似乎不依赖 IL-10 的调节。实验结果提示 IL-10 在关节炎抵抗性和易感的伯氏疏螺旋体感染的小鼠中都限制了关节炎症的发展，且 IL-10 产物的增加不能营救这一疾病小鼠遗传易患性的发展。

Sonderegger 等研究表明，IL-10 是含量并不丰富的炎症调节剂，在伯氏疏螺旋体感染小鼠可抑制关节炎的发展。感染 B6 IL-10 报告基因的小鼠在感染的关节组织中将巨噬细胞和 CD4$^+$ T 细胞作为主要的 IL-10 来源来识别，提示早期 IL-10 的局部生成阻碍了关节炎前 IFN 反应。用抗 IFN-γ 抗体作用于 B6 IL-102/2 小鼠减少了关节炎的严重程度，并抑制了 IFN 诱导的转录水平达到野生型水平，进而在 B6IL-102/2 小鼠将 IFN-γ 的失调与该病联系起来。B6 IL-102/2 小鼠的关节炎与感染关节中升高的 NK 细胞、NK T 细胞、a/b T 细胞和巨噬细胞的浸润相关。FACS 细胞系分选揭示，NK 细胞和 CD4$^+$ T 细胞是 B6 IL-102/2 小鼠关节组织中 IFN-γ 的主要来源。这些发现提示，B6 IL-102/2 小鼠关节组织中存在着正反馈环，其中炎性细胞因子，浸润的 IFN-γ 生成细胞和炎性细胞因子的额外生成导致了关节炎。这一关节炎产生的机制不同于 C3H/He 小鼠（关节炎的发展与 I 型 IFN 的短暂生成相关，其发展不依赖 IFN-γ）。由于 NK 细胞和 T 细胞驱动持久的 IFN 反应，我们提出，B6 IL-102/2 小鼠可作为一种潜能性的模型来研究人类莱姆病患者中持续发生的关节炎。

Brown 等发现，在小鼠的莱姆病模型中，C3H/He 小鼠显示出严重的关节炎症状，而 C57BL/6N 小鼠显示出轻微的伯氏疏螺旋体感染的损伤。这两类品系的莱姆病小鼠的关节组织潜伏的伯氏疏螺旋体的浓度类似，提示疾病严重性的不同反映对伯氏疏螺旋体脂蛋白的不同程度的炎症反应。来自 C3H/HeN 小鼠的骨髓巨噬细胞在伯氏疏螺旋体脂蛋白 OspA 刺激下可引起高水平的炎性调介质——肿瘤坏死因子-α、一氧化氮和 IL-6 的生成，其水平较伯氏疏螺旋体刺激 C57BL/6N 小鼠引起的相应因子的水平高。相比之下，来自 C57BL/6N 小鼠的巨噬细胞连续产生较来自 C3H/HeN 者更大量的抗炎细胞因子 IL-10。加入重组 IL-10 可通过两组品系小鼠的巨噬细胞抑制炎性介质的产生。实验发现，IL-10 可调控伯氏疏螺旋体诱导的体内炎症，由于 C57BL/6J 小鼠 IL-10（IL-102/2）缺陷，其关节炎发生得较野生型 C57BL/6J 小鼠严重。IL-102/2 小鼠关节炎严重程度的加重与踝关节组织伯氏疏螺旋体的数目下降 10 倍相关。这些发现提示，在 C57BL/6 小鼠中，IL-10 依赖性的关节炎严重程度的调节取决于有效的细菌数目的控制。

2. IL-10 在莱姆病中作用的可能机制

Gautam 等发现，IL-10 可调节体外和体内由伯氏疏螺旋体（引起莱姆病的螺旋体）引发的炎性反应。IL-10 是怎样调节这些炎性反应的仍不清楚。他们假设 IL-10 可抑制巨噬细胞中由伯氏疏螺旋体诱导的多种基因效应器功能，同时控制所引发的炎症。因为巨噬细胞对于炎症的启动时必要的，所以应用小鼠 J774 巨噬细胞和活的伯氏疏螺旋体分别为靶细胞模型和刺激剂。首先，他们采用基因转录谱以识别活的螺旋体刺激细胞所诱导的基因及在螺旋体存在的细胞培养体系中加入 IL-10 的基因变化。结果发现，螺旋体在加入 IL-10 4h 和 24h 时间点均可显著诱导 347 种基因的上调。IL-10 在 4h 和 24h 时间点可分别抑制 53 种和 65 种基因的表达水平；而在 4h 和 24h 时间点可分别增强 65 种和 50 种基因的表达水平。新识别的 IL-10 抑制基因中较显著者还通过实时定量 PCR 验证，分别为 Toll 样受体 1（TLR1）、TLR2、IRAK3、TRAF1、IRG1、PTGS2、MMP9、IFI44、IFIT1 和 CD40。用多通道酶联免疫分析（ELISA）的基因组学分析显示，IL-10 调节和（或）加强了 RANTES/CCL5、巨噬细胞炎性蛋白 2（MIP-2）/CXCL2、IP-10/CXCL10、MIP-1α/CCL3、粒细胞克隆刺激因子（G-CSF）/CSF3、CXCL1、CXCL5、CCL2、（IFN-γ）和 IL-9。应用超声化的螺旋体或脂蛋白作为刺激剂获得了类似的结果。该实验结果显示，IL-10 改变了伯氏疏螺旋体诱导的巨噬细胞中的效应器，从而控制了同时引发的炎性反应。此外，本研究首次为阐明应用 IL-10 控制莱姆病炎症的潜能性机制提供了新的视角。

Guillermo 等最近证明，THP-1 单核细胞针对伯氏疏螺旋体脂蛋白产生的 IL-10 可减缓同时引出的炎性细胞因子的产生。因此，IL-10 可潜能性地下调针对伯氏疏螺旋体感染的炎症反应和杀灭微生物的固有免疫机制。为了理解早期感染过程中与 IL-10 合成和释放相关的机制，他们研究了 IL-6、IL-12、肿瘤坏死因子-α 自分泌对脂蛋白作为刺激剂的巨噬细胞源性 IL-10 产物的作用。此外，由于脂多糖（LPS）和细菌脂蛋白的受体和信号通路的不同，还研究了 LPS 作为刺激剂的上述同样的实验对象和程序。THP-1 人单核细胞系和纯化的重组脂化 OspA（L-OspA）被分别用作模型靶细胞和刺激剂。结果提示，TNF-α 可增加 IL-10 的生成量，与脂蛋白引出的结果相似。L-OspA 刺激 THP-1 细胞产生的 IL-10 通过与 IL-10 受体（IL-10R）有关的负反馈机制受到自调节。外源性 TNF-α 可显著抑制 IL-10 的产生。IL-10 的自分泌和 IFN-γ 外分泌对 IL-10 生成的抑制导致了促炎细胞因子 IL-6 和 IL-12 生成的增加。LPS 作为刺激剂获得同样的结果。实验结果进一步说明 IL-10 可能在莱姆病的发病机制中发挥了关键的作用。

　　Salazar 等发现，对伯氏疏螺旋体（BB）固有的免疫反应主要是由螺旋体外膜脂蛋白通过细胞表面的 TLR1/2 触发的。我们最近通过外周血单核细胞（PBMCs）较等量的细菌溶解产物引出较大数量的促炎性细胞因子，证明了活的伯氏疏螺旋体的吞噬作用，从而对以上观念提出了挑战。应用全基因组微系列分析，我们再次显示，与细菌溶解产物相比，活的螺旋体可引发更强烈和更广泛的转录反应，这些反应包括与基因相关的不同细胞过程；在这些基因中包括 IFN-β 和一些干扰素刺激基因（ISGs），其是否由 TLR 信号引起还不得而知。应用分离出的单核细胞，我们证明，细胞激活信号的引出是由细胞表面相互作用和有机体的吞噬体内的摄取和降解引发的。通过 PBMCs，活的 Bb 较细菌裂解物可诱导出显著增多的单核细胞中 TNF-a、IL-6、IL-10 和 IL-1b 的转录和分泌。分泌的 IL-18，像 IL-1b 一样，也需要通过 caspase-1 的激活而裂解，而 caspase-1 的激活只有对活的伯氏疏螺旋体反应才能产生。通过 TLR2 缺陷鼠的巨噬细胞的促炎细胞因子的产生量针对活的伯氏疏螺旋体反应只发生适当的减少，但是针对细菌裂解物却戏剧性地大幅减少。TLR2 缺陷对螺旋体的摄取和降解没有显著影响。通过 PBMCs，活的伯氏疏螺旋体与细菌裂解物或人工合成的 TLR2 激动剂相比，是更有效的 IFN-β 和 ISGs 的诱导剂。总之，我们的结果提示，在对活的伯氏疏螺旋体发生吞噬作用后，单核细胞的固有免疫反应增强作用是 TLR-依赖性和非依赖性成分同时存在的，后者可诱导 I 型 IFNs 和 ISGs 的转录。

　　Dennis 等研究显示，IL-10 可抑制针对伯氏疏螺旋体或它的脂蛋白的反应性巨噬细胞产生的炎性细胞因子。IL-10 产生这一抗炎效应的机制仍不清楚。最近发现显示，细胞因子信号传导抑制蛋白（SOCS）通过细胞因子和 Toll 样受体（TLR）介导刺激受到诱导，进而它们能下调巨噬细胞中的细胞因子和 TLR 信号通路。因为已知 SOCS 受到 IL-10 的诱导，且伯氏疏螺旋体和它的脂蛋白很可能通过 TRL2 和其异二聚体 TLR2/1 和（或）TLR2/6 发生相互作用，我们假设 SOCS 受到 IL-10 和巨噬细胞中的伯氏疏螺旋体及其脂蛋白诱导，SOCS 可能介导 IL-10 的抑制作用同时发生的细胞因子的引出。编者在本文报道，小鼠的 J774 巨噬细胞与 IL-10 加入伯氏疏螺旋体（冻融，活的或超声化的）或脂蛋白化外表面蛋白 A（L-OspA）一起孵育可增加巨噬细胞 SOCS1/SOCS3 mRNA 和蛋白质的表达，伴随 SOCS3 丰富表达。Pam3Cys，一种合成的脂肽，在同样条件下也可诱导 SOCS1/SOCS3 表达，但是未经脂化的 OspA 却不能。内源性 IL-10 和翻译抑制剂环己酰亚胺都不能阻滞由伯氏疏螺旋体及其脂蛋白引起的

SOCS1/SOCS3 诱导，提示这一过程不需要其他基因的表达。这就使 IL-10 介导的炎性细胞因子 IL-1β、IL-6、IL-12p40、IL-18 和 TNF-α 形成暂时关联的关系。实验结果提供证据表明，SOCS 的表达是 IL-10 介导的伯氏疏螺旋体及其脂蛋白引发的炎性细胞因子的抑制作用的机制的一部分。

三、结语与展望

基于以上报道，我们可以初步得出结论：IL-10 在莱姆病中在炎症的限制方面发挥着重要的作用，IL-10 可通过对伯氏疏螺旋体诱导而调控体内炎症；而一些细胞因子，如 TNF-α，可刺激 IL-10 的生成从而降低莱姆病炎症的严重程度。IL-10 对炎症调控的可能机制主要涉及 TLR、SOCS 信号通路等，其深入的调控机制仍待进一步研究。

第十五章　趋化因子
CXCL13 与神经莱姆病

一、趋化因子 CXCL13 简介

　　最近的研究提示，CXCL13 在神经莱姆病的诊断中发挥重要作用。CXCL13 属于 CXC 趋化因子家族，是一种 B 淋巴细胞和 Th 细胞选择性的趋化物，其起作用是通过趋化因子受体 CXCR5 实现的。Senel 等研究证实，CXCL13 相对于已建立起来的诊断参数，如伯氏疏螺旋体抗体指数（*B. burgdorferi* antibody index，BB-AI），对神经莱姆病的诊断价值更大，CXCL13 作为一种神经莱姆病活性的标志物可用于该疾病的关联性及其在急性神经莱姆病的治疗反应的估计。实验发现，脑脊液（CSF）CXCL13 在神经莱姆病较其他神经系统疾病显著升高。在所有调查的参数中，CSF-CXCL13 显示出对抗生素治疗最快速的反应，在一周内显著降低。在未治疗的患者中，CSF-CXCL13 在短期内升高。而疏螺旋体抗体 BB-AI 在对患者的追踪过程中没有显著的变化。该研究证实了 CXCL13 作为一种诊断神经莱姆病的生物学标志与该病的关联性。研究表明，在神经莱姆病患者中，CSF-CXCL13 水平与疾病的持续时间相关，可作为一种反映疾病活动性的标志物，并针对抗生素治疗发生反应。编者推荐 CSF-CXCL13 与已建立起来的参数，如 BB-AI 相结合，用于神经莱姆病的诊断。特别是在由其他病原体引起的感染，伴有神经莱姆病阳性和脑脊液白细胞增高的情况下，目前 CSF-CXCL13 是最佳的鉴别活跃度还是伯氏疏螺旋体（*B. burgdorferi*，BB）感染的工具。

　　莱姆病（Lyme borreliosis，莱姆包柔体螺旋病）是一种常见的媒介传播疾病，是由螺旋体属伯氏疏螺旋体引起的。这种疾病通过蜱传播，并显示出临床表现的高度变异性。莱姆病可影响不同的器官系统，它可被治愈或进一步进展到慢性或晚期阶段。莱姆病是一种多系统疾病，主要影响皮肤、神经系统和关节，是北半球气候温和地区最常见的媒介传播疾病。在欧洲该疾病至少有五种不同的基因种：即疏螺旋体 *B. burgdorferi*、*B. afzelii*、*B. garinii*、*B. spielmanii* 和 *B. bavariensis*，均可导致人类疾病。

最常见的该疾病的播散型是早期神经莱姆病。目前国际该疾病的诊疗指南要求明确诊断必须有鞘内疏螺旋体特异抗体的生成。然而，大约20%的早期感染并不显示阳性抗体指数的出现。此外，疏螺旋体特异性鞘内抗体合成可能在成功的神经莱姆病治疗后仍长期以"既往滴度"的形式存在，故而使得鉴别疾病的活跃期和陈旧期产生困难。神经莱姆病的诊断为当患者存在典型的临床和实验室表现，如淋巴细胞性脑脊膜炎、脑神经炎、疼痛性脊神经根炎、脑脊液细胞增多和鞘内疏螺旋体（BB）抗体生成。

神经莱姆病是欧洲和美国最常见的节肢动物传播的 CNS 感染性疾病。神经莱姆病的诊断依赖于既往疾病史、临床和实验室发现的结合。为了明确诊断，欧洲指导方针要求与神经莱姆病符合的临床症状，如疼痛性脑膜神经根炎，排外其他诊断，脑脊液（cerebral spinal fluid，CSF）细胞增多和鞘内的伯氏疏螺旋体（BB）抗体产生。在这一诊断程序中存在一些限制。脑脊液细胞增多对神经莱姆病并不是特异性的，也见于其他感染性和非感染性神经系统疾病中。鞘内抗体产生一般在症状出现后6周左右，但是它在该病发病后可多年保持阳性。

二、趋化因子 CXCL13 与神经莱姆病发病机制

CXCL13 研究自从它于1988年发现开始就不断地扩展。起初，CXCL13 的基本作用在淋巴组织微结构的建立和维持中被观察到。随后发现，CXCL13 缺陷小鼠的淋巴结不能发育，且 B 细胞归巢到淋巴结滤泡需要 CXCL13 及其特异性的 CXCR5 受体。几年以后，关于 CXCL13 在慢性炎症，如多发性硬化或风湿性关节炎时异位淋巴组织形成中的作用被发现。最后，检测到幽门螺杆菌胃炎、肺结核或巴尔通体感染中 CXCL13 的表达，提示这种趋化因子在慢性细菌感染中也起作用。然而它对白细胞向感染点迁移的影响至今还没有得到估计。

最近，多项研究均观察到，CXCL13 的表达在神经莱姆病时强烈地上调。在神经莱姆病中，伯氏疏螺旋体（BB）侵入脑脊液。宿主免疫系统对入侵的螺旋体发生反应，产生局部炎症，导致鞘内白细胞的累积。神经莱姆病患者中脑脊液细胞增多的一个标志是激活的 B 细胞转化的浆细胞的累积。神经莱姆病时脑脊液中 B 细胞的百分比达到80%，明显超过其他的 CNS 感染。B 细胞在很少的几种趋化因子作用下发生迁移，即 CCL19、CCL21、CXCL12 和 CXCL13。

在先前的研究中，研究者检测到神经莱姆病患者脑脊液中高浓度的 CXCL13，甚至在鞘内伯氏疏螺旋体（BB）特异抗体生成前就开始了。细胞培养实验显示，螺旋体脂蛋白的脂质部分的与半胱氨酸 N 端结合的 3-十六酰残基（Pam3C）与伯氏疏螺旋体一起孵育 TLR2 受体使固有免疫系统与螺旋体外表面

蛋白相互作用产生的 CXCL13。这一体外研究得到在神经莱姆病恒河猴模型发现的支持，该研究发现 CXCL13 在螺旋体聚居的脊神经根处的免疫细胞表达，脊神经根部位被证实为这种趋化因子的来源。基于这些研究资料，我们推测，在体内，神经莱姆病患者鞘内高浓度的 CXCL13 主导 B 细胞向脑脊液迁移，导致可观察到以 B 细胞富集为特征的脑脊液细胞增多。

　　为了进一步估计 CXCL13 在神经莱姆病患者中对 B 细胞富集浸润到脑脊液的作用，Rupprecht 等研究了来自神经莱姆病患者脑脊液（CSF）标本对人 B 细胞的趋化活性，并与非炎性神经系统疾病（non-inflammatory neurological diseases，NIND）、神经梅毒（neurosyphilis，NS）及其他螺旋体神经系统疾病的脑脊液进行趋化作用进行了分析比较；确定了 CXCL13 和其他的 B 细胞募集性趋化因子在三个患者组的脑脊液/血清中的浓度，并试图通过应用特异的中和抗体阐明这些趋化因子对神经莱姆病趋化活性的作用。研究提示，CXCL13 在神经莱姆病中 B 细胞迁移到脑脊液中起了关键的作用。因此，除了其不可置疑的使淋巴细胞在淋巴组织中运动的作用，这种 B 细胞趋化因子似乎对吸引 B 细胞到急性细菌感染部位也是非常重要的。

三、趋化因子 CXCL13 与神经莱姆病诊断和鉴别诊断

　　神经莱姆病是莱姆螺旋病的一种神经系统表现，由蜱传播的螺旋体属伯氏疏螺旋体（BB）引起。由于神经莱姆病有各种各样的神经病性症状，如脑脊膜炎、脑膜神经根炎或脑神经麻痹，神经莱姆病的识别通常在临床神经病学中是一个诊断学上的挑战。目前诊断急性神经莱姆病的方法选择是结合分析脑脊液（CSF）的一些基本参数[淋巴细胞性脑脊液细胞增多，免疫球蛋白的鞘内合成和（或）血-脑脊液屏障功能障碍]和通过伯氏疏螺旋体特异性抗体指数（BB-AI≥1.5，即鞘内合成抗体与伯氏疏螺旋体的比值≥1.5）。然而，这些方法有着极大的局限性：①升高的基本脑脊液指标在其他许多炎性 CNS 疾病中也可出现；②鞘内伯氏疏螺旋体抗体合成可能在疾病早期不能检测出来，特别是如果疾病持续时间少于 2～3 周时；③升高的 BB-AI 不能鉴别活跃的和既往的感染，因为如果没有成功的治疗该疾病可能迁延数年；④假阳性结果可能因抗体交叉反应而出现；⑤由于不同免疫吸附测定所用的伯氏疏螺旋体抗原不同，结果可能在不同实验室间大相径庭。鞘内伯氏疏螺旋体抗体检测的诊断效能有一定的局限性。它可能在疾病开始的头 6 周缺失，且阳性的实验结果不能鉴别

急性和既往的感染。因而，在亚急性病例的早期，临床医生必须仅仅根据临床症状和脑脊液细胞增多疑诊为神经莱姆病而做出治疗的决定。寻找区分神经莱姆病和其他脑脊膜炎、带有脑膜炎症状的局灶性神经病变早期标志对于临床诊疗是十分有用的。神经莱姆病患者脑脊液的早期免疫反应是以出现可促进体液免疫反应的细胞因子和高百分比的浆细胞和 B 细胞的出现为特征的。

　　B 淋巴细胞趋化因子 CXCL13 作为一种选择性的 B 淋巴细胞趋化剂发挥作用。最近研究显示，CXCL13 在神经莱姆病患者脑脊液中上调，但在非莱姆性脑脊膜炎患者，或其他炎性神经系统疾病的脑脊液中不增高。因此，提示 CXCL13 可能是一种急性神经莱姆病的早期诊断标志物。研究结果提示，CSF-CXCL13 似乎在急性神经莱姆病的早期诊断中有高精确率，而在治疗后其恢复正常较鞘内抗体要早。该研究可能对疾病的实验室诊断和追踪是一个重要的补充。

　　Wutte 等研究了脑脊液和血清趋化因子 CXCL13 水平对儿科神经莱姆病患者的诊断价值。结果发现，CSF-CXCL13 水平在诊断明确和疑似的神经莱姆病儿童患者与血清学阳性和血清阴性的神经系统疾病对照组相比显著增高。与脑脊液的 CXCL13 相比，血清 CXCL13 水平显示有很大的波动，在神经莱姆病患者未发生显著增高。研究提示 CSF-CXCL13 能被用作诊断儿童神经莱姆病的标志物。相比而言，血清的 CXCL13 水平显示出很大的差异，甚至在健康人群中也是这样，故而对于活动性神经莱姆病没有特定的指示性。可见，CXCL13 作为神经莱姆病的脑脊液诊断特异性指标，不仅可以用于成年患者，而且可以应用于儿童患者。

　　最近研究提示，神经莱姆病患者的脑脊液中的趋化因子 CXCL13 在诱导 B 细胞聚集和渗透中起重要作用。高水平的 CXCL13 存在于神经莱姆病患者的脑脊液中。虽然在北半球伯氏疏螺旋体是主要的引起神经感染性疾病的螺旋体属，而苍白密螺旋体（梅毒螺旋体）感染引起的中枢神经系统（CNS）感染则是世界性的流行病。此外，梅毒在一些国家发病率急剧增加已引起密切注意。与其高度的流行传播性比较，对神经包柔螺旋体病和神经梅毒（NS）的发病机制的研究仍不充分。穿过血-脑屏障后，两种螺旋体都在脑脊液中引发炎性反应，主要受单核细胞的调节。这与肺炎球菌性脑膜炎（PM）患者（最常见的成人 CNS 细菌感染）的脑脊液中大量多形核白细胞募集是有明显区别的。研究发现，在最常见的两种螺旋体 CNS 疾病——神经莱姆病和神经梅毒患者的脑脊液中 CXCL13 处于高水平，人单核细胞在体外与这两种螺旋体一起孵育可导致 CXCL13 释放到上清液中，使其水平升高，螺旋体的脂蛋白中共同的 Pam3 成分及其受体 TLR2 对于引发人单核细胞产生 CXCL13 是重要的因素。Bremell

等研究证实了先前报道的神经莱姆病患者脑脊液中 CXCL13 水平升高。CSF-CXCL13 浓度在患者口服多西环素后下降了 100 倍，提示此治疗是有高效能的。研究还显示，CSF-CXCL13 水平在无症状性 HIV 患者神经病学方面也显著增高，其增高的水平与神经莱姆病患者 CXCL13 增高的水平相重叠。神经莱姆病患者 CSF-CXCL13 水平在不同的报道中显示广泛的差异。CSF-CXCL13 对神经莱姆病的诊断价值仍需进一步研究认定。

近年来，脑脊液中的趋化因子 CXCL13（也被称为 BLC- B 淋巴细胞趋化因子）被作为一种神经莱姆病的潜在标志物被提出，它较目前的诊断方法特异性更强。CXCL13 是一种 B 细胞的潜在趋化因子，其脑脊液水平在神经莱姆病早期就升高，而在治疗后下降。神经莱姆病时 CSF-CXCL13 升高的幅度大于其他一些感染性和炎症性 CNS 疾病。隐球菌病和神经梅毒也导致与神经莱姆病相似的 CSF-CXCL13 水平升高。

口服多西环素和静脉注射头孢曲松被认为对神经莱姆病伴随周围神经系统症状有同等的治疗效果，而静脉注射头孢曲松仍然是伴随中枢神经系统症状的神经莱姆病的首选治疗方法，如脑膜炎或脑炎。

HIV 感染中枢神经系统初期或不久，在大多数无临床症状患者中可导致慢性的、低水平的炎性反应。在 HIV 患者中，CXCL13 血清水平显示与对照组相比显著升高。van Burgel 等描述了在 6 个 HIV 患者中 CSF-CXCL13 水平增加，但在 7 个 HIV 感染而不伴有鞘内炎症的患者中 CSF-CXCL13 却处于低水平。在更多数量的无症状 HIV 感染的患者组的 CSF-CXCL13 水平仍有待研究。该研究分析了神经莱姆病、HIV 和对照组患者脑脊液的 CXCL13 水平，以估计此检测实验是否对诊断神经莱姆病与 HIV 感染的患者相比要特异，也通过对具有良好代表性的神经莱姆病患者治疗前后对比，研究了多西环素治疗神经莱姆病对 CSF-CXCL13 水平和脑脊液细胞学计数的影响。

Schmidt 等发现，CXCL13 可作为一种高敏感性和特异性的急性未治疗的神经莱姆病的诊断指标。这种新的标志物似乎对临床特殊病例，特别是在疾病的早期，当 BB-AI 阴性时对诊断该病有帮助。Senel 等的研究证实了 CXCL13 作为一种诊断神经莱姆病的生物学标志与该病的关联性。研究表明，在神经莱姆病中，CSF-CXCL13 水平与疾病的持续时间相关，可作为一种反映疾病活动性的标志物，并可作为判断抗生素治疗效果的致病。我们推荐 CSF-CXCL13 与已建立起来的参数，如 BB-AI 相结合，用于神经莱姆病的诊断。特别是在由于其他病原体引起的感染，伴有神经莱姆病抗体阳性和脑脊液白细胞增高的情况下，CSF-CXCL13 是目前最佳的鉴别正在感染还是既往疏螺旋体（BB）感染的工具。

四、小结与展望

以上研究提示，CXCL13 在神经莱姆病患者脑脊液中上调，但在非莱姆性脑脊膜炎患者，或其他炎性神经系统疾病的脑脊液中不增高，故而 CSF-CXCL13 可以成为一种有用的持续性 BB-AI 阴性的神经莱姆病患者的早期诊断标志物，它是作为一种选择性的 B 淋巴细胞趋化因子而发挥作用的。

CSF-CXCL13 检测较 BB-AI 是一种更精确的神经莱姆病的诊断标志物，也是一种反映治疗效果的精确指标；该检测操作较为容易，也很经济，值得临床推广应用。

如果 CSF-CXCL13 检测用于临床，那么其敏感性和特异性必须被准确地估计。另外，还要特别注意 CSF-CXCL13 排外标准的特异性和敏感性的问题。例如，脑脊液单核细胞对诊断神经莱姆病的特异性较低，但是却对排外神经莱姆病的诊断有着很高的敏感性。对于 CSF-CXCL13 的临床应用是否适用于神经莱姆病的中后期诊断，以及其具体应用于神经莱姆病的鉴别诊断等问题仍需进一步研究。

第十六章 伯氏疏螺旋体膜蛋白 BmpA 研究进展

伯氏疏螺旋体表面存在有大量脂质蛋白，与伯氏疏螺旋体的致病性有关，作为抗原又能刺激机体产生抗体，为莱姆病诊断的依据。在莱姆病研究早期，研究者发现莱姆病患者的血清中抗体，能以螺旋体的分子质量为39kDa的抗原结合，因此这种抗原称为P39。随着研究深入，研究者将P39按其细胞定位命名为BmpA（Borrelia membrance protein A）。在莱姆病致病机制中，BmpA分子扮演着重要角色，在血清学诊断中也具有应用价值。

一、BmpA 的发现与特点

BmpA（P39）位于螺旋体外膜的表面，是膜脂蛋白，是伯氏疏螺旋体的主要免疫原，是用于人和动物莱姆病诊断的主要抗原之一。1997年Fraser等报道伯氏疏螺旋体B31株的基因序列，至少编码105种脂蛋白，而 bmp 基因位于染色体上 391 932～396 563，排列顺序为 *bmpD-bmpC-bmpA-bmpB*。BmpA就属于 bmp 基因家族编码Bmp蛋白家族成员。Roessler等报道，欧洲伽氏疏螺旋体（*B. garinii*）种内BmpA蛋白存在差异，氨基酸序列同源性为91%～97%，伯氏疏螺旋体（*B. burgdorfei*）与埃氏疏螺旋体（*B. afelii*）的BmpA高度保守，种内的氨基酸同源性超过98.5%。种间的同源性为86%～92%。因此，以BmpA作为抗原诊断莱姆病应该注意氨基酸序列的差异可能会影响蛋白特异性结合。

Verma等发现，BmpA在伯氏疏螺旋体感染哺乳动物过程中起到重要作用，BmpA作为层粘连蛋白的结合蛋白介导伯氏疏螺旋体与层粘连蛋白的黏附，BmpA抗体能够抑制两者的结合，另外BmpA不与Ⅰ、Ⅳ型胶原蛋白结合。其与层粘连蛋白结合的结构域主要由羧基端的80个氨基酸构成。因此，我们可以通过以BmpA为靶向目标设计治疗药物和治疗疫苗。

二、BmpA 在诊断学中应用

1990年Simpson等就报道莱姆病患者的血清能与伯氏疏螺旋体特异性

抗原 P39 发生反应，接着又报道该抗原的抗体是实验室和自然界动物感染的标志，从而开始 BmpA 作为抗原在莱姆病诊断中应用研究的先河。1993 年 Fawcett 等报道重组 P39 蛋白抗原与螺旋体全抗原在酶联免疫吸附试验和蛋白印迹诊断中特异性和敏感性，P39 重组蛋白的敏感性较螺旋体全抗原低，蛋白印迹在诊断莱姆病感染中特异性比酶联免疫吸附试验好，证明 P39 抗原在莱姆病诊断中的应用价值。2002 年 Pachner 等报道灵长类莱姆病感染模型 IgM 和 IgG 抗体的检测情况。在免疫功能正常和短暂免疫抑制动物模型中，在感染早期检测到与 IgM 抗体反应的主要蛋白是 P39、P41、重组 BmpA 和重组 OspC。而在感染晚期检测到与 IgG 抗体反应的主要蛋白是 P39、P41、P18、P60、P66、重组 BmpA 和重组 DbpA，该实验表明我们可以通过以重组 BmpA 作为抗原检测抗体而诊断莱姆病。莱姆病众多抗原中哪个抗原的特异性和敏感性最好一直没有很明确的结论，所以研究人员开始探索联合抗原。2010 年 Burbelo 等设计 VlsE-OspC-VlsE-OspC 的联合抗原诊断莱姆病，并用应用荧光素酶免疫系统检测，其敏感性为 98%，特异性为 100%，可见联合抗原应用前景非常好。在莱姆病感染者体内伯氏疏螺旋体表达 BmpA、BmpB、BmpD 从而产生特异性抗体，这样提示我们是否可能以 BmpA 为基础设计联合抗原用于莱姆病诊断。

三、BmpA 与莱姆关节炎关系

莱姆病的中期和晚期主要表现为慢性关节炎、神经和心脏疾病。如果未接受抗生素治疗，发病数月后，约 60%的患者会出现间歇性大关节的肿胀和疼痛，尤其是膝关节。病变关节病理表现为滑膜增生肥厚、血管扩张、单核细胞浸润等。若病情反复发作，约有 10%患者感染者发展为持续关节炎，尤其是带有 *HLA-DRBI*0401* 或者相关基因的患者，即使在经过 30 日的静脉注射抗生素或口服 60 日抗生素治疗，膝关节炎仍然持续数月甚至数年。关节炎的反复发作轻则影响患者生活，严重的甚至失去劳动力，可见其危害之大。因此，莱姆关节炎的发病机制引起各国科学家的兴趣，经过多年的研究，对其机制有一定了解并取得一定成绩，但仍未完全清楚。其详细发病机制需进一步阐明。研究表明莱姆病感染者关节中螺旋体存在是莱姆关节炎发生、发展所必需的。伯氏疏螺旋体在其整个生命周期，在不同宿主如蜱和脊椎动物中有不同的基因表达，这种适应性的表达有利螺旋体的生存和引起机体的病理变化。Bao 和 Fikrig 报道，在伯氏疏螺旋体感染的小鼠模型中，感染后第 15 日，伯氏疏螺旋体在小鼠关节组织特异性表达 21 个基因，其中 13 个基因位于伯氏疏螺旋体染色体上，8 个基因位于质粒上；在感染后第 105 日，伯氏疏螺旋体在小鼠关节组织特异性表达 24 个基因，其中 13 个基因位于伯氏疏螺旋体染色体上，11 个基因位于质粒上，其中 *bmpA/B* 基因表达是明显上调的，这就说明伯氏疏螺旋体在小鼠关节中存在独特的基因表达谱，这可能与关节炎的发生发展有关。2008 年 Paul 等报道，伯氏疏螺旋体 *bmpA* 和 *bmpB* 基因与莱姆关节炎有直接的关系，研究者通过基因敲除技术分别敲除或同时敲除 *bmpA* 或 *bmpB*，结果表明，敲除了 *bmpA* 或 *bmpA/B* 的螺旋体突变株仍能感染小鼠，但引起关节炎的能力显著降低（*bmpA*-突变株），或者不引起关节炎（*bmpA/B*-突变株）。向突变株敲入野生型 *bmpA* 或 *bmpA/B* 基因可恢复螺旋体的致病能力，接着 Paul 等进一步报道，BmpA 可以启动培养的关节滑膜细胞的炎症反应，其机制主要是通过激活关节滑膜细胞的 NF-κ 和 p38MAP 激酶信号通路，释放促炎细胞因子（pro-inflammatory cytokines）TNF-α 和 IL-1β，从而启动炎症反应。因此可见，*bmpA* 基因及其产物 BmpA 在莱姆关节炎的发病中发挥重要作用。

综上所述，对 BmpA 的研究有利于了解伯氏疏螺旋体致病机制，提供莱姆病诊断手段，有利于莱姆病的防治。虽然 BmpA 的研究已经取得不小的的成就，但有很多问题仍未解决，如处于不同环境时伯氏疏螺旋体调控 BmpA 表达具体分子机制，*bmpA* 的致病的确切机制等。BmpA 的在莱姆病中的重要意义有待进一步深入研究。

第十七章 伯氏疏螺旋体膜蛋白 OspA 研究进展

伯氏疏螺旋体（*Borrelia burgdoferi*）外膜蛋白（outer surface protein，Osp）主要有 6 种：OspA、OspB、OspC、OspD、OspE 和 OspF。其中 OspA（outer surface protein A）存在于 90% 的伯氏疏螺旋体中，是主要的外膜蛋白之一。研究表明，OspA 是一种黏附素（adhesion），对螺旋体在硬蜱中肠定居至关重要，并发现硬蜱中肠肠腔表面蛋白 TROSPA 是 OspA 的受体。基因工程敲掉该受体 TROSPA 的蜱虫中，螺旋体的数量明显减少。体外研究表明，伯氏疏螺旋体外膜蛋白 OspA 可刺激体外培养的莱姆关节炎的患者关节滑膜细胞产生多种炎性细胞因子，可刺激 T 细胞发生增殖反应。一些学者认为，伯氏疏螺旋体外膜蛋白可能在其致病和免疫保护反应中发挥重要作用，国内外学者从多个层面对 OspA 进行了大量研究，因而成为近年来各国学者关注的焦点。

一、OspA 的结构特点

OspA 大量存在于伯氏疏螺旋体表面，是一种具有免疫原性的脂蛋白，通过识别并激活 TLR1/2 的异源二聚体，导致转录因子 NFκB 核异位。引起炎症反应，有着特殊的结构。1997 年，Hong Li 等通过 X 线观察重组 OspA 的晶体结构，发现该蛋白的分子质量为 31kDa，具有二级蛋白结构，由 21 个连续的反向平行的 β 折叠和 1 个位于 C 端的 α 螺旋组成。N 端和 C 端序列较保守，是常见的球形结构，中间区段为高变区，具有特殊结构，呈反向平行的非球形 β 折叠。与属内或属间其他微生物外膜蛋白的交叉反应性表位主要位于其 N 端和 C 端。C 末端为亲水性功能区，暴露于细胞膜外，是 OspA 蛋白黏附在蜱虫中肠的主要功能区。其 N 端为疏水功能区，含有一信号肽序列和原核生物信号肽酶Ⅱ的切割位点。

近来有研究显示，连接 C 端和 N 端的 21 个 β 折叠结构并不稳定，且 β8-C 端区域结构松散。增加了内部流动性。重要的是 OspA 蛋白 C 端 β18～β20 有与蜱虫中肠受体对应的结合位点，该位点还具有中和抗体的作用。另外，如果 OspA 变为了Ⅰ型构象异构体，那么与蜱中肠受体黏合的部位就暴露出来，更容易与受体结合黏附在蜱中肠，增加感染机会。Ⅰ型构象异构体的 N 端（β1～β8）与剩余部分（β8-C 端）有着明显的不同。

二、OspA 的时空表达规律

伯氏疏螺旋体为了适应节肢动物和脊椎动物两种宿主环境，外膜蛋白的表达发生了戏剧性的变化，其中以两种主要的毒性因素，外膜蛋白 OspA 和 OspC 为主。蜱虫未吸血时，蜱中肠的伯氏疏螺旋体，处于静止状态，主要表达 OspA 蛋白，该蛋白具有黏附作用，利于螺旋体的定植。然而蜱虫吸血后，伯氏疏螺旋体新陈代谢变得活跃，螺旋体从中肠迁移到蜱虫的唾液腺，OspA 蛋白表达下调，相反，OspC 蛋白表达上调，OspC 蛋白具有感染和传播作用，利于伯氏疏螺旋体感染脊椎动物。自 Hübner 等发现了一个由原核二元信号系统和两个选择性转录因子组成的信号（Rrp2-RpoN-RpoS）后，He 等发现废除 OspA 或 OspB 蛋白的表达，可以激活 Rrp2-RpoN-RpoS 系统，使 OspC 过度表达，进一步解释了 OspA 和 OspC 蛋白的时空表达机制。

三、OspA 异质性的研究

伯氏疏螺旋体最初被认为是一个同质的菌种，然而大量的表型和基因型研究揭示了伯氏疏螺旋休菌株间存在明显的差异性。研究显示，伯氏疏螺旋体至少可分为 19 个基因种（genospecies），包括：*B. burgdorferi* sensu stricto、*B. garinii*、*B. afzelii*、*B. lusitaniae*、*B. valaisiana*、*B. bissetii*、*B. andersonii*、*B. japonica*、*B. tanulkii*、*B. turdi*、*B. sinica*、*B. hermsii* 等。北美菌株的基因种主要是 *B. buredorferi* sensu stricto；欧洲菌株的基因种主要为 *B. garinii* 和 *B. afzelii*；中国菌株的基因种与北美菌株明显不同，与欧洲菌株比较相似，大部分属于 *B. garinii*，其次为 *B. buredorferi* sensu stricto 和 *B. afzelii*，北方以 *B. garinii* 和 *B. afzelii* 为主，南方以 *B. buredorferi* sensu stricto 为主。

OspA 基因序列的分析是伯氏疏螺旋体分型的基础。Bettina Wilske 等用 136 株广义的伯氏疏螺旋体对 8 种针对 OspA 不同表位的单克隆抗体做了免疫印迹检测的研究。根据这些单克隆抗体反应性的差别，定义了 7 种不同的 OspA 血清型。通过对 16S rRNA 基因片段进行分析，发现这些血清型与螺旋体基因型有一定关系：血清 1 型 OspA 与 *B. burgdorferi* sensu strictu 有关；血清 2 型 OspA 与 VS461 群有关系；血清 3～7 型与 *B. garinii* 有关；血清 5 型是 4 型和 6 型的基因重组型。并且不同的血清型的感染情况和临床表现也有关系：血清 2 型与欧洲莱姆病的皮肤损伤表现密切相关；血清 4 型、5 型更多发现在人类感染者，蜱虫中很少；血清 6 型常见于 *B. garinii* 株的蜱虫中，人类感染者中少见。另外，Masuzawa T 等对 61 株日本来源的伯氏疏螺旋体和 2 株来自俄罗斯东部蜱虫的伯氏疏螺旋体进行鉴定。通过针对 OspA 的 16 种单克隆抗体反应性差异的比较和 DNA-DNA 杂交法，分离出 OspA 血清型 11 种，标记为 J1~J11。其中 J1~J9 来自 *B. garinii*，J10 来自 *B. afzelii*，J11 和 *B. japonica* 相关。除了与 J10 有相同反应性的 OspA 血清 2 型，其余欧洲和北美常被报道的 7 种 OspA 血清型并没有观察到。这一发现对了解莱姆病疫苗和诊断测试开发的地理分布提供了有用的信息。

四、OspA 在诊断学上的研究

　　莱姆病的临床表现复杂多样，被国外学者称之为最大的模仿者。该病必须综合流行病学史、临床表现和实验室检查等才能做出正确的诊断。传统的实验室检测主要包括病原和血清学检查。但由于病原体分离率低、生长缓慢、操作周期长，难以及时准确地诊断。血清学的诊断就显得尤为重要。目前常见的血清学检查有间接免疫荧光抗体法（IFA）、间接酶联免疫吸附试验（ELISA）、蛋白质印迹法（Western blot，WB）等。

　　1994 年 10 月，莱姆病血清学诊断第二次会议上推荐两步走策略：第一步先使用敏感的筛选试验，如酶联免疫吸附分析（ELISA）或间接荧光抗体检测（IFA），第二步是用免疫印迹法对阳性或可疑结果进行进一步判断。但此推荐方法中涉及的伯氏疏螺旋体特异性蛋白不包括 OspA 和 OspB。同年，Steven E. Schutzer 等，实验证明人在感染伯氏疏螺旋体的早期，血清中就能出现 OspA 抗体，只是其浓度低或者形成了免疫复合物。1996 年，Eileen Hilton 等对 136 人进行血清学检测，50 人被诊断为莱姆病。但 50 人中有 4 人需要同时检测 OspA、OspB 的特异性抗体才能检出。因此其提出在对血清 IgG 做免疫印迹检测时，虽然 OspA 和 OspB 两条带出现晚于某些伯氏疏螺旋体特异性蛋白条带，不会增加诊断的灵敏度和特异性，但若是去掉话可能会造成对莱姆病的漏诊。也有研究表明，OspA 作为螺旋体主要的免疫原性蛋白，在蛋白印迹试验中具有高水平的蛋白多态性，在 IgG 实验中灵敏度、特异性和尤登指数分别为 69.8%、98.3%、0.681，在血清 IgM 检测中分别为 47%、94.2%、0.412。同样，美国的另一项研究显示，在 80 个莱姆关节炎患者中有 71% 的人以 OspA/OspB 为特异性抗原对血清 IgG 有较高的反应性。尽管可能与其他引起人类患病的螺旋体有交叉反应，但对于莱姆病来说，还是 OspA/OspB 相比其他抗原更具特殊性。这反映出 OspA 作为莱姆螺旋体重要免疫原性蛋白,血清诊断中的重要性。

由于血清学检测抗体间可能出现交叉反应,具有一定得不准确性,并且无法判断特异性抗体是持续出现还是反复出现。近来,多应用聚合酶链反应(PCR)的分子生物学检测,对莱姆病患者体液及皮肤、关节滑膜等受累组织进行伯氏疏螺旋体特异性核酸片段的检测。其中 OspA 编码基因为主要检测靶基因。Carolin Rauter 等从尿液中提出伯氏疏螺旋体 DNA,以 OspA 为目的基因进行PCR,扩增目的片段来进行诊断。Mark 等直接从早期莱姆病患者全血中提取出伯氏疏螺旋体 DNA,对多位点进行 PCR,诊断的同时也可对螺旋体进行分型。

五、OspA 疫苗的研究

莱姆病疫苗中全细胞疫苗和亚单位疫苗均能预防伯氏疏螺旋体感染。然而,全细胞疫苗反应原性较强,能诱发对交叉反应性人体抗原的免疫应答。所以人用疫苗主要集中在亚单位疫苗的开发。在伯氏疏螺旋体 100 多种蛋白质中,目前已知能诱导机体产生保护性免疫反应和用于亚单位疫苗研制的蛋白抗原主要有 OspA、OspB、OspC、OspF、DbpA 和 P39。其中,伯氏疏螺旋体外膜蛋白 A,产生抗体持续时间长,与其他微生物交叉反应性低,用以亚单位疫苗的研制和应用最多。

1990 年代,美国研发了两种重组外膜蛋白 A 的疫苗,以 *B. buredorferi* sensu stricto 的血清 1 型 OspA 为基础,证明Ⅲ期临床试验结果表明是安全有效的。1998 年,SmithKline Beecham 的 LYMErix 莱姆病疫苗被允许用于人类。然而,有学者提出此疫苗可能引起接种者患莱姆关节炎的假设,成为 2002 年用于人类的此种疫苗停止使用的主要原因,但是这种假设被证明没有科学依据。现已在多种莱姆病动物模型中,OspA 被广泛地证明会引起多种免疫反应。在小鼠模型研究显示:给小鼠接种 rOspA 后可在宿主体内发挥抗体介导的疏螺旋体杀伤作用和在硬蜱体内于疾病传播前破坏致病菌,从而防止伯氏疏螺旋体的感染。在莱姆病狗感染模型中,抗 OspA 抗体被证实有效,成为在犬类动物中很重要的一类莱姆疫苗。用于人类的莱姆病的疫苗效果目前还不完全确定。2013 年,一个新的莱姆病候选疫苗首次临床试验发表在《柳叶刀:传染病》杂志上。这个新型的 OspA 疫苗在Ⅰ/Ⅱ期试验中显示,对健康成人有良好的耐受性和安全性,并对引起美国莱姆病的所有基因型都能引起强力的抗体反应。

众多学者提出研发新型 rOspA 疫苗和联合疫苗,既可以诱导产生抗 OspA 的抗体,也可以产生 OspC 抗体。Ian Livey 等研究出新型重组 OspA 蛋白疫苗,同时对伯氏疏螺旋体 *B. burgdorferi* sensu stricto(OspA serotype-1)和 *B. afzelii*

（OspA serotype-2）有保护作用。此种疫苗可以在较低的抗原刺激后产生足够的机体保护作用。近十年，以乳酸菌作为疫苗载体的黏膜疫苗越来越被人们所关注。有报道在乳酸杆菌中表达出脂质修饰的 OspA，制作的疫苗可引起免疫应答。

综上所述，对 OspA 的研究有利于了解伯氏疏螺旋体致病机制，提供莱姆病的诊断手段，有利于莱姆病的防治。虽然 OspA 的研究已经取得不小的成就，但有很多问题仍未解决，有待进一步深入的研究。

第十八章 伯氏疏螺旋体膜蛋白 OspC 研究进展

研究发现，莱姆病的致病病原体伯氏疏螺旋体（*B. burgdorferi*）的螺旋体的外膜蛋白 C（OspC）有较强的免疫原性和抗原性，机体在感染莱姆病的早期就可以产生特异性的 IgM 抗体。将 OspC 纯化后，对动物模型进行免疫，结果发现，动物模型在免疫后很短时间内就可检测到高浓度的 IgM 抗体，目前，重组 OspC 已用于莱姆病的临床诊断中。

一、OspC 的细胞定位与化学结构

在进行 OspC 的抗原性研究之前，首先对其细胞定位与化学结构做一定的研究，才有可能全面地研究其抗原性机制。那么，OspC 是伯氏疏螺旋体的主要外膜蛋白之一，作为一种外膜蛋白，OspC 广泛存在于螺旋体细胞外膜中。从结构上来看，β-桶状结构是其共有的结构特征，不同的 β-桶状结构由不同的偶数个 β 折叠片组成，β 折叠的数量为 8～22 个不等。在美国中西部、东北部等地区，发现 25 种 OspC 基因型的表达。Elisabeth Baum 在其研究中指出，OspC 的 179 氨基酸残基至 188 残基中的第五个 C 末端折叠结构是 OspC 的特异性交互抗体结合的关键位置。OspC 作为一个表面暴露的脂蛋白，可以引起早期的免疫反应。

二、OspC 的表达调控

伯氏疏螺旋体特异性地调节其外膜脂蛋白 OspC 的合成，以感染宿主细胞。为了适应哺乳动物体内的免疫环境，螺旋体首先利用 OspC 在哺乳动物体内建立起其感染过程。伯氏疏螺旋体大量产生 OspA 和 OspB，而 OspC 在硬蜱体内低表达，从蜱媒介传播到哺乳动物吸血后则出现上调，以帮助伯氏疏螺旋体转移到唾液腺，进而感染哺乳类动物。感染一旦建立起来，OspC 的表达就会被抑制，以避免被宿主的免疫系统清除。同时伯氏疏螺旋体在人体内初期呈现一个高表达状态，当抗体产生杀死了 OspC 后呈现一个低表达克隆。在表达基因

的启动子中，反向重复序列的上游部分在调节 OspC 的表达中起到关键作用。Dan Drecktrah 等通过定点突变技术在分子水平上切割了 OspC 表达基因操作子的末端反向重复序列，结果发现，打乱末端反向重复序列但保留邻近的反向重复序列能够阻止 OspC 的合成。同时发现，温度、pH 及 DNA 超螺旋对于 OspC 的合成也有重要影响。Schwan 等发现，在温度为 32～37℃ 的条件下，OspC 的表达量大幅度地提高。由此说明，适宜的温度是 OspC 大量表达的重要条件，在不适宜的温度下，OspC 不表达或表达量很低。因此，近年来很多国外学者认为，pH、温度及其他因素或许会对 OspC 的免疫效果起到关键的作用。更重要的是，比起核苷酸的序列，末端反向重复序列的碱基互补配对的存在对于控制 OspC 的表达更为重要。Dan Drecktrah 的结果显示，顺式作用元件在 OspC 毒力因子的表达上有关键的作用。

三、OspC 致病性的研究

在对伯氏疏螺旋体外表面膜蛋白（OspC）致病性进行研究时发现，用 OspC 与 Salp15 结合，一起感染哺乳类动物，可以帮助伯氏疏螺旋体在局部定居，并抵抗免疫杀伤。而 OspC 作为一个有效的免疫靶，表达下调时帮助伯氏疏螺旋体免疫逃逸，对 OspC 在早期的感染中起重要作用。虽然 OspC 是伯氏疏螺旋体关键的毒力因子之一，但是它在伯氏疏螺旋体的感染中的具体作用目前还不清楚。为了确定在接种了各种不同类型的 OspC 菌株后，OspC 是否会引起宿主反应，Antonara 等分别接种了野生型 OspC 菌株、突变型菌株及完全突变型菌株后，对巨噬细胞、中性粒细胞及细胞因子的产生进行了测定。在 21 种细胞因子的测定中发现巨噬细胞趋化蛋白（MCP-1）、角质细胞起源趋化因子（KC，CXCL1）及血管内皮生长因子（VEGF）在伯氏疏螺旋体的接种位点有表达量上升的趋势。并且在接种一周内的多个时间点 OspC 的表达量有不同的变化。

四、OspC 的诊断价值

由于伯氏疏螺旋体外膜蛋白 C（OspC）有较强的免疫原性，机体在感染莱姆病的早期就可以产生特异性的 OspC IgM 抗体，将 OspC 纯化后，对动物模型进行免疫，结果发现，动物模型在免疫后很短时间内就可以检测到高浓度的 IgM 抗体。目前，重组 OspC 已用于莱姆病的临床诊断。

近年的研究表明，OspC 作为伯氏疏螺旋体的主要外膜蛋白之一，具有很强的抗原性。Gilmore 等利用 OspC 免疫 12 只初生小鼠，然后利用伯氏疏螺旋体菌株感染这 12 只获得免疫的初生小鼠，由此发现了 OspC 能够使动物产生高浓度的抗体，使其具有抵抗伯氏疏螺旋体感染的能力。

目前有不少研究报道指出，OspC 在宿主体内可以引起早期免疫反应，因此有研究者致力于利用 OspC 作为抗原来诊断早期的莱姆病。早年，Hauser 等培养了大量不同莱姆病的菌株，并从中提取了大量的 OspC 作为抗原，利用 ELASA 技术检测了 222 例莱姆病患者的血清和 133 例对照供血者的血清。其结果显示，有几株菌株间的 IgG 的检测灵敏度非常相似。利用蛋白印迹技术验证后发现，OspC 确实可以作为一种灵敏的莱姆病早期诊断抗原。在此之后，Rousselle 等通过对比 772 株狭义伯氏疏螺旋体的 OspC 与 14kDa 鞭毛蛋白片段等其他细胞抗原平行应用于检测莱姆病患者和无症状的对照组的 IgG 与 IgM，结果发现 IgM 抗体的差异性最大。另外，Hauser 等又做了进一步的研究，利用蛋白印迹技术检测了菌株 PKo、PBi 与 Pka2 的灵敏度，结果发现 OspC 对早期莱姆病感染的检出灵敏度要远远高于其他抗原，并最终推荐了 OspC 作为 PKo 诊断的最敏感的抗原。

Jobe 等在研究中发现，在人类莱姆病的早期阶段中，ELISA 可以作为一种有效的方式来检测 OspC 抗体，同时也能作为成功治疗莱姆病的一个重要判断依据。

目前看来，OspC 作为伯氏疏螺旋体的主要抗原之一，虽然具有比较大的差异，但其具有很强的特异性。因此，在诊断学临床应用中，将 OspC 作为诊断抗原，具有很大的临床优势。同时，如果将 OspC 与其他的抗原相结合，进行配伍诊断，那么这种诊断方法不仅能够提高诊断的灵敏度，还能减少与其他病原体的交叉反应。这将在未来莱姆病的诊断中显示出很强的优势与潜力，预计在今后的莱姆病防治中也会发挥一定的作用。至于在伯氏疏螺旋体的致病性上的研究，目前的研究主要涉及与 T 细胞的免疫反应、病原体本身的作用及不同基因型螺旋体的作用。预计在以后的研究中，将会把 OspC 与其他蛋白的研究相结合，从而获取更多的研究结果，在莱姆病的各方面获取进一步的进展。

付钰广等利用来自 SZ 菌株的重组蛋白 OspC，进行蛋白印迹试验检测显示，重组的 OspC 与阳性血清有较强的反应，同时 SZ 菌株作为我国的流行菌株，若利用 SZ 菌株的 OspC 建立相对应的 ELISA 方法来检测伯氏疏螺旋体，对我国莱姆病的预防和控制有很大作用，并有助于消除世界范围内的莱姆病病患。同时，其研究的重组蛋白 OspC（SZ 菌株）为建立羊体内的伯氏疏螺旋体抗体的 ELISA 检测方法奠定了重要的基础。

五、小结与展望

目前在世界范围内对于 OspC 的研究已经有了初步结果，对 OspC 的研究有助于对莱姆病的发病原因、发病机制和发病规律进行了解。并且已经初步建立了利用 OspC 作为检测抗原检测早期的莱姆病的方法。但对于 OspC 的深入研究还远远不够，还有待更深一步的实验与临床研究。

参 考 文 献

艾承绪, 温玉欣, 张永国, 等. 1987. 黑龙江省海林县林区莱姆病的流行病学调查. 中国公共
　　卫生, 6(2): 82-85.

宝福凯, Erol, Fikrig. 2007. 伯氏疏螺旋体与嗜吞噬细胞无浆体混合感染的实验研究. 热带医
　　学杂志, 7(3): 195-200.

宝福凯, 赖名耀, 张云波, 等. 2012. 伯氏疏螺旋体膜蛋白 BmpA 研究进展. 生命科学研究,
　　16(5): 462-465.

宝福凯, 柳爱华, Fikrig E. 2009. 小鼠模型中伯氏疏螺旋体组织载量的定量研究. 中国媒介
　　生物学及控制杂志, 20(3): 234-237.

宝福凯, 柳爱华, 马海滨, 等. 2009. 莱姆病关节炎发病机理研究进展. 中国病原生物学杂
　　志, 4(5): 380-386.

宝福凯, 柳爱华. 2007. 伯氏疏螺旋体与莱姆研究进展. 热带医学杂志, 7(11): 1125-1127.

宝福凯. 1995. Lyme 病及其临床治疗进展. 中国医药情报, 1(5): 295-300.

褚艳丽, 王玉凤. 2010. 莱姆心肌炎 163 例病例分析. 中国医疗前沿, 5(4): 22-25.

冯祥汝, 陈义龙, 卢强. 2012. 白细胞介素-10 的生物学功能及其在疾病中的作用研究进展.
　　中国畜牧兽医, 39(3): 74-77.

付钰广, 关贵全, 牛庆丽, 等. 2011. 伯氏疏螺旋体外膜蛋白 C 的表达及抗原性分析. 中国兽
　　医科学, 41(7): 661-665.

付钰广, 罗建勋, 殷宏. 2011. 莱姆病的研究进展. 中国兽医科学, 41(1): 99-105.

高平, 刘银红. 1999. 莱姆病神经系统表现. 脑与神经疾病杂志, 7(6): 353-355.

耿震, 万康林. 2007. 莱姆病流行病学研究新进展. 中国自然医学杂志, 9(2): 158-160.

韩华, 万道正, 张晓龙, 等. 2013. 广西凭祥地区莱姆病螺旋体检测和基因分型研究. 中国媒
　　介生物学及控制杂志, 24(3): 244-246.

郝琴, 万康林. 2002. 中国莱姆病螺旋体 PD91 外膜蛋白 A 的克隆表达及其抗原性的初步研
　　究. 中华微生物学和免疫学杂志, 22(5): 489-492.

何静, 曹务春, 张习坦. 2005. 莱姆病研究进展. 传染病信息, 18(2): 64-66.

蒋宝贵, 褚宸一, 曹务春. 2008. 伯氏疏螺旋体分子遗传学研究进展. 中国病原生物学杂志,
　　3(12): 942-946.

李静, 宝福凯, 柳爱华. 2013. 神经莱姆病的研究进展. 中国病原生物学杂志, 8(2), 178-180.

李静, 梁张, 宝福凯, 等. 2013. 莱姆病流行病学研究进展. 中国热带医学, 13(8): 1035-1037.

廖德丰, 陈季武, 谢萍, 等. 2004. 蜱传性疾病—莱姆病螺旋体研究进展. 中国兽医寄生虫
　　病, 12(2): 36-39.

柳爱华, 程玲, 张才军, 等. 2009. Touchdown PCR 检测野生中缅树鼩伯氏疏螺旋体感染. 中

国热带医学, 9(4)：621-622.

陆敬民. 2003. 以神经系统表现为主的莱姆病 17 例临床分析. 医学临床研究, 20(11)：
　　831-833.

马海滨, 张青, 杨文映, 等. 1992. 云南西部林区莱姆病血清流行病学调查报告. 中国媒介生
　　物学及控制杂志, 3(2)：70-72.

石琳熙, 柳爱华, 宝福凯. 2011. Th17 细胞及其与感染性疾病关系的研究进展. 国际免疫学
　　杂志, 34(3)：185-189.

谭毓绘, 牛晓珊, 卡力比努尔. 2010. 42 例莱姆病抗生素治疗效果分析. 北京医学, 32(6)：
　　462-463.

田桢, 陈建, 万康林. 2004. 175 例莱姆病患者的治疗效果研究. 中国预防医学杂志, 5(1)：
　　55-57.

仝彩玲, 吴银娟, 周勇, 等. 2011. 莱姆病螺旋体鞭毛平截性蛋白的表达及其诊断潜力研究.
　　中国人兽共患病学报, 27(12)：1106-1110.

万康林. 1998. 中国莱姆病的研究现状与展望. 中国媒介生物及控制杂志, 9(6)：401-405.

万康林. 2002. 中国莱姆病的病原学和流行病调查. 旅行医学科学, 8(4)：15-18.

万康林. 2002. 中国莱姆病的研究进展. 中华流行病学杂志, 23(1)：19-22.

王春生, 隋达伟, 宁涛, 等. 2005. 应用 rrf(5S)-(23S)间隔区扩增子的 RFLP 对伯氏疏螺旋体
　　的基因鉴定. 中国卫生检验杂志, 15(4)：473-474.

王伟伟, 沈茜. 2010. Th17 细胞和 Treg 细胞在人类常见疾病中的表达及相互关系. 中国免疫
　　学杂志, 26(3)：284-288.

吴光华, 姜志宽. 2007. 莱姆病与蜱的防控. 中华卫生杀虫药械, 13(5)：312-315.

谢勇恩, 鲍朗. 2000. 莱姆病螺旋体外膜蛋白分子生物学及免疫学研究进展. 微生物学免疫
　　学进展, 28(3)：87-90.

杨清锐, 于成成, 杨杏林. 2012. 莱姆病的实验室检查与诊断. 山东医药, 52(43)：91-93.

张安, 赵相, 曹峻岭. 2005. 地方性莱姆关节炎的疗效观察. 国外医学医学地理分册, 26(2)：
　　85-87.

张媛春, 李六九, 雷素娟, 等. 2000. 云南玉溪地区莱姆病调查. 中国人兽共患病杂志,
　　16(6)：107-108.

张哲夫, 万康林, 张金声, 等. 1997. 我国莱姆病的流行病学和病原学研究. 中华流行病学杂
　　志, 18(1)：8-11.

张哲夫. 1999. 中国莱姆病研究的进展. 中华流行病学杂志, 20(5)：269-272.

种晓琴, 许宏冰, 张琦. 2010. 莱姆病的临床表现与治疗. 医学动物防制. 26(4)：319-320.

周小平, 李依萍. 2012. 啮齿动物自然感染莱姆病螺旋体的分子流行病学研究. 中华卫生杀
　　虫药械, 18(5)：408-410.

Aguero-Rosenfeld M E, Wang G, Schwartz I, et al. 2005. Diagnosis of Lyme Borreliosis. Clin
　　Microbiol Rev, 18(3)：484-509.

Akdis M, Burgler S, Crameri R, et al. 2011. Interleukins, from 1 to 37, and interferon-γ:

receptors, functions, and roles in diseases. J Allergy Clin Immunol, 127(3): 701-721.

Akins D R, Bourell K W, Caimano M J, et al. 1998. A new animal model for studying Lyme disease spirochetes in a mammalian host-adapted state. Clin. Invest, 101: 2240-2250.

Alland D, Kramnik I, Weisbrod T R, et al. 1998. Identification of differentially expressed mRNA in prokaryotic organisms by customized amplification libraries (DECAL): the effect of isoniazid on gene expression in *Mycobacterium tuberculosis*. Proc Natl Acad Sci, 95: 13 227-13 232.

Amolong C A, Nardelli D T, Peterson S H, et al. 2006. Anti-interleukin 15 prevent arthritis in Borrelia-vaccinated and-infected mice. Clin Vaccine Immun, 13: 289-296.

Andrew J N, Robert D G Jr, James A C. 2006. Serologic proteome analysis of *Borrelia burgdorferi* membrane-associated proteins. Infect Immu, 74(7): 3864-3873.

Anguita J, Roth R, Samanta S, et al. 1997. B7-1 and B7-2 monoclonal antibodies modulate the severity of murine Lyme arthritis. Infect Immun, 65: 3037-3041.

Antonara S, Ristow L, McCarthy J, et al. 2010. Effect of *Borrelia burgdorferi* OspC at the site of inoculation in mouse skin. Infect Immun, 78(11): 4723-4733.

Arvikar S L, Steere A C. 2015. Diagnosis and treatment of Lyme arthritis. Infect Dis Clin North Am, 29(2): 269-280.

Asbrink E. 1993. Acrodermatitis chronica atrophicans. Clin Dermatol, 11(3): 369-375.

Aucott J N. 2015. Posttreatment Lyme disease syndrome. Infect Dis Clin North Am, 29(2): 309-323.

Auwaerter P G, Aucott J, Dumler J S. 2004. Lyme borreliosis (Lyme disease): molecular and cellular pathobiology and prospects for prevention, diagnosis and treatment. Expert Rev Mol Med, 6(2): 1-22.

Bacon R M, Biqqerstaff B J, Schriefer M E, et al. 2003. Serodiagnosis of Lyme disease by kinetic enzyme-linked immunosorbent assay using recombinant VlsE1 or peptide antigens of *Borrelia burgdorferi* compared with 2-tiered testing using whole-cell lysates. J Infect Dis, 187(8): 1187-1199.

Bacon R M, Kugeler K J, Mead P S. 2008. Centers for Disease Control and Prevention (CDC). Surveillance for Lyme disease—United States, 1992-2006. MMWR Surveill Summ, 57(10): 1-9.

Bao F, Fikerig E. 2008. The Joint-specific Expression Profile of Borrelia burgdorfri in the Murine Hosts. Bulletin of Science & Technology, 24(6): 832-840.

BAO Fukai, Erol Fikerig. 2008. The joint-specific expression profile of *Borrelia burgdorfri* in the murine hosts. Bulletin Sci Tech, 24(6): 832-838.

BAO Fu-kai, Erol Fikrig. 2008. The pathogen-vector-host interactions during *Borrelia burgdorferi* transmission. Chin J Vector Bio Control, 19(3): 264-268.

Barbour A G, Jasinskas A, Kayala M A, et al. 2008. A genome-wide proteome array reveals a limited set of immunogens in natural infections of humans and white-footed mice with *Borrelia burgdorferi*. Infect Immun, 76(8): 3374-3389.

Barbour A G, Travinsky B. 2010. Evolution and distribution of the ospC gene, a transferable serotype of *Borrelia burgdorferi*. MBio, 1(4): 516-524.

Barbour A G. 1988. Laboratory aspects of Lyme borreliosis. Clin Microbiol Rev, 1(4): 399-414.

Barrett P N, Portsmouth D. 2013. A novel multivalent OspA vaccine against Lyme *borreliosis* shows promise in Phase I/II studies. Expert Rev Vaccin, 12(9): 973-975.

Barrett P N, Portsmouth D. 2013. The need for a new vaccine against Lyme borreliosis. Expert Rev Vaccin, 12(2): 101-103.

Battisti J M, Bono J L, Rosa P A, et al. 2008. Outer surface protein a protects Lyme disease spirochetes from acquired host immunity in the tick vector. Infect Immun, 76(11): 5228-5237.

Baum E, Randall A Z, Zeller M, et al. 2013. Inferring epitopes of a polymorphic antigen amidst broadly cross-reactive antibodies using protein microarrays: a study of OspC proteins of *Borrelia burgdorferi*. PLoS One, 8(6): e67445.

Bennet L, Halling A, Berglund J. 2006. Increased incidence of Lyme borreliosis in southern Sweden following mild winters and during warm, humid summers. Eur J Clin Microbiol Infect Dis, 25(7): 426-432.

Bennet L, Stjernberg L, Berglund J. 2007. Effect of gender on clinical and epidemiologic features of Lyme borreliosis. Vector Borne Zoonotic Dis, 7(1): 34-41.

Bennet R, Lindgren V, Wirgart BZ. 2008. Borrelia antibodies in children evaluated for Lyme neuroborreliosis . Infection, 36(5): 463-466.

Bernardino A L, Kaushal D, Philipp M T. 2009. The antibiotics doxycycline and minocycline inhibit the inflammatory responses to theLyme disease spirochete *Borrelia burgdorferi*. J Infect Dis, 199: 1379-1388.

Bernardino A L, Myers T A, Alvarez X, et al. 2008. Toll-like receptors: insights into their possible role in the pathogenesis of lyme neuroborreliosis. Infect Immun, 76(10): 4385-4395.

Bettelli E, Korn T, Kuchroo V K. 2007. Th17: the third member of the effector T cell trilogy. Curr Opin Immunol, 19: 1-6.

Bettelli E, Oukka M, Kuchroo V K. 2007. Th-17 cells in the circle of immunity and autoimmunity. Nat Immunol, 8: 345-350.

Bhattacharya D, Bensaci M, Luker K E, et al. 2011. Development of a baited oral vaccine for use in reservoir-targeted strategies against Lyme Disease. Vaccine, 29(44): 7818-7825.

Bolz D D, Sundsbak R S, Ma Y, et al. 2004. MyD88 plays a unique role in host defense but not arthritis development in Lyme disease. J Immunol, 173(3): 2003-2010.

Borchers A T, Keen C L, Huntley A C, et al. 2015. Lyme disease: a rigorous review of diagnostic criteria and treatment. J Autoimmun, 57: 82-115.

Borde J P, Meier S, Fingerle V, et al. 2012. CXCL13 may improve diagnosis in early neuroborreliosis with atypical laboratory findings. BMC Infect Dis, 12: 344.

Borg R, Dotevall L, Hagberg L, et al. 2005. Intravenous ceftriaxone compared with oral doxycycline for the treatment of Lyme neuroborreliosis. Scand J Infect Dis, 37 (6-7): 449-454.

Bratton R L, Whiteside J W, Hovan M J, et al. 2008. Diagnosis and treatment of Lyme disease. Mayo Clin Proc, 83 (5): 566-571.

Brehmer-Andersson E. 1993. Histopathologic patterns of acrodermatitis chronica atrophicans. Clin Dermatol, 11 (3): 385-392.

Bremell D, Mattsson N, Edsbagge M, et al. 2013. Cerebrospinal fluid CXCL13 in Lyme neuroborreliosis and asymptomatic HIV infection. BMC Neurol, 13: 2.

Brettschneider S, Bruckbauer H, Klugbauer N, et al. 1998. Diagnostic value of PCR for detection of *Borrelia burgdorferi* in skin biopsy and urine samples from patients with skin borreliosis. J Clin Microbiol, 36 (9): 2658-2665.

Brisson D, Dykhuizen D E, Ostfeld R S. 2008. Conspicuous impacts of inconspicuous hosts on the Lyme disease epidemic. Proc Biol Sci, 275 (1631): 227-235.

Brisson D, Zhou W, Jutras B L, et al. 2013. Distribution of cp32 Prophages among Lyme disease-causing spirochetes and natural diversity of their lipoprotein-encoding *erp* Loci. Appl Envir Microbiol, 79: 4115-4128.

Brooks DG, Lee A M, Elsaesser H, et al. 2008. IL-10 blockade facilitates DNA vaccine-induced T cell responses and enhances clearance of persistent virus infection. JExp Med, 205: 533-541.

Brouqui P, Bacellar F, Baranton G, et al. 2004. Guidelines for the diagnosis of tick-borne bacterial diseases in Europe. Clin Microbiol Infect. 10 (12): 1108-1132.

Brown C R, Blaho V A, Loiacono C M. 2003. Susceptibility to experimental Lyme arthritis correlates with KC and monocyte chemoattractant protein-1 production in joints and requires neutrophil recruitment via CXCR2. J Immunol, 171 (2): 893-901.

Brown C R, Lai A Y C, Callen S T, et al. 2008. Adenoviral delivery of interleukin-10 fails to attenuate experimental Lyme disease. Infect Immun, 76 (12): 5500-5507.

Brown J P, Zachary J F, Teuscher C, et al. 1999. Dual role of interleukin-10 in murine Lyme disease: regulation of arthritis severity and host defense. Infect Immun, 67: 5142-5150.

Bruckbauer H R, Preac-Mursic V, Fuchs R, et al. 1992. Cross-reactive proteins of *Borrelia burgdorferi*. Eur J Clin Microbiol Infect Dis, 11 (3): 224-232.

Bryksin A V, Godfrey H P, Carbonaro C A, et al. 2005. *Borrelia burgdorferi* BmpA, BmpB, and BmpD proteins are expressed in human infection and contribute to P39 immunoblot reactivity in patients with Lyme disease. Clin Diagn Lab Immunol, 12 (8): 935-940.

Bryksin A V, Tomova A, et al. 2010. BmpA is a surface-exposed outer-membrance protein of *Borrelia burgdorferi*. FEMS Mirobiol Lett, 309: 77-83.

Bunikis J, Garpmo U, Tsao J, et al. 2004. Sequence typing reveals extensive strain diversity of the Lyme borreliosis agents *Borrelia burgdorferi* in North America and *Borrelia afzelii* in Europe. Microbiol, 150: 1741-1755.

Burbelo P D, Issa A T, Ching K H, et al. 2010. Rapid, simple, quantitative, and highly sensitive antibody detection for lyme disease. Clin Vaccine Immunol, 17(6): 904-909.

Burchill M A, Nardelli D T, England D M, et al. 2003. Inhibition of interleukin 17 prevents the development of arthritis in vaccinated mice challenged with *Borrelia burgdorferi*. Infect Immun, 71: 3437-3442.

Burgdorfer W, Barbour A G, Hayes S F, et al. 1982. Lyme disease-a tick-borne spirochetosis. Science, 216(4552): 1317-1319.

Burgdorfer W. 1991. Lyme borreliosis: ten years after discovery of the etiologic agent, *Borrelia burgdorferi*. Infection, 19(4): 257-262.

Cameron D J, Johnson L M, Maloney E L. 2014. Evidence assessments and guideline recommendations in Lyme disease: the clinical management of known tick bites, erythema migrans rashes and persistent disease. Expert Rev Anti Infect Ther, 12(9): 1103-1135.

Carrasco S E, Troxell B, Yang Y, et al. 2015. Outer surface protein OspC is an antiphagocytic factor that protects *Borrelia burgdorferi* from phagocytosis by macrophages. Infect Immun, 83(12): 4848-4860.

Casjens S R, Mongodin E F, Qiu W G, et al. 2011. Whole-genome sequences of two Borrelia afzelii and two Borrelia garinii Lyme disease agent isolates. J Bacteriol, 193(24): 6995-6996.

Casjens S, Mongodin E F, Qiu W-G, et al. 2012. Genome stability of lyme disease spirochetes: comparative genomics of *Borrelia burgdorferi* plasmids. PLoS One, 7(3): e33280.

Casjens S, Palmer N, Van Vugt R, et al. 2000. A bacterial genome in flux: the twelve linear and nine circular extrachromosomal DNAs in an infectious isolate of the Lyme disease spirochete *Borrelia burgdorferi*. Mol. Microbiol, 35: 490-516.

Celik T, Celik U, Kömür M, et al. 2016. Pediatric Lyme neuroborreliosis: different clinical presentations of the same agent; single center experience. Neuro Endocrinol Lett, 37(2): 107-113.

Centers for Disease Control and Prevention (CDC). 2013. Three sudden cardiac deaths associated with Lyme carditis - United States, November 2012-July 2013. MMWR Morb Mortal Wkly Rep, 62(49): 993-996.

Centers for Disease Control and Prevention(CDC). 2004. Lyme disease-United States, 2001-2002. MMWR Morb Mortal Wkly Rep, 53(17): 365-369.

Cerar T, Ogrinc K, Cimperman J, et al. 2008. Validation of cultivation and PCR methods for diagnosis of Lyme neuroborreliosis. J Clin Microbiol, 46(10): 3375-3379.

Cerar T, Strle F, Stupica D, et al. 2016. Differences in genotype, clinical features, and inflammatory potential of *Borrelia burgdorferi* sensu stricto strains from Europe and the United States. Emerg Infect Dis, 22(5): 818-827

Cervantes J L, Hawley K L, Benjamin S J, et al. 2014. Phagosomal TLR signaling upon *Borrelia burgdorferi* infection. Cell Infect Microbiol, 4: 00055.

Chabaud M, Garnero P, Dayer J M, et al. 2000. Contribution of interleukin 17 to synovium matrix destruction in rheumatoid arthritis. Cytokine, 12: 1092-1099.

Chan K, Casjens S, Parveen N. 2012. Detection of established virulence genes and plasmids to differentiate *Borrelia burgdorferi* strains. Infect Immun, 80: 1519-1529.

Chao L L, Chen Y J, Shih C M. 2011. First isolation and molecular identification of *Borrelia burgdorferi* sensu stricto and Borrelia afzelii from skin biopsies of patients in Taiwan. Int J Infect Dis, 15(3): e182-187.

Chappell D H, Jacobson N A, Jacobsen V L. 2012. Erythema chronicum migrans. JAOA: J Am Osteopath Assoc, 112(5): 308-308.

Cheung C S, Anderson K W, Benitez K Y, et al. 2015. Quantification of *Borrelia burgdorferi* membrane proteins in human serum: a new concept for detection of bacterial infection. Anal Chem, 87(22): 11383-11388.

Christopherson J A, Munson E L, England D M. 2003. Destructive arthritis in vaccinated interferonγ-deficient mice challenged with *Borrelia burgdorferi*: modulation by tumor necrosis factor α. J Clin Diagn Lab Immunol, 10: 44-52.

Chung Y, Zhang N, Wooten R M. 2013. *Borrelia burgdorferi* elicited-IL-10 suppresses the production of inflammatory mediators, phagocytosis, and expression of co-stimulatory receptors by murine macrophages and/or dendritic cells. PLoS One, 8(12): e84980.

Codolo G, Amedei A, Steere AC, et al. 2008. Borrelia burgdorferi NapA-driven Th17 cell inflammation in lyme arthritis. Arthritis Rheum, 58(11): 3609-3617.

Coleman J L, Benach J L. 1987. Isolation of antigenic components from the Lyme disease spirochete: their role in early diagnosis. J Infect Dis, 155(4): 756-765.

Correa R G, Milutinovic S, Reed J C. 2012. Roles of NOD1(NLRC1) and NOD2(NLRC2) in innate immunity and inflammatory diseases. Biosci Rep, 32(6): 597-608.

Costello J M, Alexander M E, Greco K M, et al. 2009. Lyme carditis in children: presentation, predictive factors, and clinical course. Pediatrics, 123(5): e835-841.

Couch P, Johnson C E. 1992. Prevention of Lyme disease. Am J Health Syst Pharm, 49: 1164-1173.

Coulter P, Lema C, Flayhart D, et al. 2005. Two-year evaluation of *Borrelia burgdorferi* culture and supplemental tests for definitive diagnosis of Lyme disease. J Clin Microbiol, 43(10): 5080-5084.

Cox J, Krajden M. 1991. Cardiovascular manifestations of Lyme disease. Am Heart J, 122(5): 1449-1455.

Craft J E, Fischer D K, Shimamoto G T, et al. 1986. Antigens of *Borrelia burgdorferi* recognized during Lyme disease. Appearance of a new immunoglobulin M response and expansion of the immunoglobulin G response late in the illness. J Clin Invest, 78(4): 934-939.

Crandall H, Dunn D M, Ma Y, et al. 2006. Gene expression profiling reveals unique pathways associated with differential severity of Lyme arthritis. J. Immunol, 177(11): 7930-7940.

Crowder C D, Matthews H E, Schutzer S, et al. 2010. Genotypic variation and mixtures of Lyme Borrelia in Ixodes ticks from North America and Europe. PLoS One, 5(5): e10650.

Crowley JT, Strle K, Drouin EE, et al. 2016. Matrix metalloproteinase-10 is a target of T and B cell responses that correlate with synovial pathology in patients with antibiotic-refractory Lyme arthritis. J Autoimmun, 69: 24-37.

Dai J, Wang P, Adusumilli S, et al. 2009. Antibodies against a tick protein, Salp15, protect mice from the Lyme disease agent. Cell Host Microb, 6(5): 482-492.

Dattwyler R J, Halperin J J, Wolkman D J, et al. 1988. Treatment of late Lyme Borreliosis-randomised coparison of leftriaxone and penicillin. Lancet, 1(8596): 1191-1194.

de Pietropaolo D L, Powers J H, Gill J M, et al. 2005. Diagnosis of Lyme disease. Am Fam Physician, 72(2): 297-304.

de Silva A M, Telford S R 3rd, Brunet L R, et al. 1996. *Borrelia burgdorferi* OspA is an arthropod-specific transmission- blocking Lyme disease vaccine. J. Exp. Med, 183: 271.

del Rio B, Seegers J F, Gomes S M. 2010. Immune response to lactobacillus plantarum expressing *Borrelia burgdorferi* OspA is modulated by the lipid modification of the antigen. PLoS One, 5(6): e111 999.

Dennis V A, Jefferson A, Singh S R, et al. 2006. Interleukin-10 anti-inflammatory response to *Borrelia burgdorferi*, the agent of Lyme disease: a possible role for suppressors of cytokine signaling 1 and 3. Nfection And Immunity, 74(10): 5780-5789.

Dersch R, Freitag M H, Schmidt S, et al. 2015. Efficacy and safety of pharmacological treatments for acute Lyme neuroborreliosis-a systematic review. Eur J Neurol, 22(9): 1249-1259.

Dersch R, Sommer H, Rauer S, et al. 2016. Prevalence and spectrum of residual symptoms in Lyme neuroborreliosis after pharmacological treatment: a systematic review. J Neurol, 263(1): 17-24

Dersch R, Toews I, Sommer H, et al. 2015. Methodological quality of guidelines for management of Lyme neuroborreliosis. BMC Neurol, 15: 242.

Dickinson G S, Alugupalli K R. 2012. Deciphering the role of Toll-like receptors in humoral responses to Borreliae. Front Biosci, 4: 699-712.

Donnelly R P, Dickensheets H, Finbloom D S. 1999. The interleukin-10 signal transduction pathway and regulation of gene expression in mononuclear phagocytes. J Interferon Cytokine Res, 19: 563-573.

Donta S T. 2012. Issues in the diagnosis and treatment of Lyme disease. Open Neurol J, 6: 140-145.

Doyle M K, Telford III S R, Criscione L, et al. 1998. Cytokines in murine Lyme carditis: Th1 cytokine expression follows expression of proinflammatory cytokines in a susceptible mouse strain. J Infect Dis, 177: 242-246.

Drecktrah D, Hall L S, Hoon-Hanks L L, et al. 2013. An inverted repeat in the ospC operator is required for induction in *Borrelia burgdorferi*. PLoS One, 8(7): e68799.

Due C, Fox W, Medlock J M, et al. 2013. Tick bite prevention and tick removal. BMJ, 347: f7123.

Dumler J S. 2001. Molecular diagnosis of Lyme disease: review and meta-analysis. Mol Diagn, l6(1): 1-11.

Eicken C, Sharma V, Klabunde T, et al. 2001. Crystal structure of Lyme disease antigen outer surface protein C from *Borrelia burgdorferi*. J Biol Chem, 276(13): 10010-10015.

Elamin M, Alderazi Y, Mullins G, et al. 2009. Perineuritis in acute lyme neuroborreliosis. Muscle Nerve, 39(6): 851-854.

Elamin M, Monaghan T, Mulllins G, et al. 2010. The clinical spectrum of Lyme neuroborreliosis. Irish Med J, 103(2): 46-49.

Elisabeth Baum1, Arlo Z, Randall M, et al. 2013. Barbo. Inferring epitopes of a polymorphic antigen amidst broadly cross-reactive antibodies using protein microarrays: a study of OspC proteins of *Borrelia burgdorferi*. PLoS One, 8(6): 1-11.

Embers M E, Narasimhan S. 2013. Vaccination against Lyme disease: past, present, and future. Front Cell Infect Microbiol, 3: 6-20.

Engstrom S M, Shoop E, Johnson R C. 1995. Immunoblot interpretation criteria for serodiagnosis of early Lyme disease. J Clin Microbiol, 33 (2): 419-427.

Eshoo M W, Crowder C C, Rebman A W. 2012. Direct molecular detection on and genotyping of *Borrelia burgdorferi* from whole blood of patients with early lyme disease. PLoS One, 7(5): e36825.

Evans J. 2000. Lyme disease. Curr Opin Rheumatol, 12(4): 311-317.

Farlow J, Postic D, Smith K, et al. 2002. Strain typing of *Borrelia burgdorferi*, *Borrelia afzelii*, and *Borrelia garinii* by using multiple-locus variable-number tandem repeat analysis. J Clin Microbiol, 40: 4612-4618.

Fawcett P T, Rose C D, Maduskuie V. 2004. Long-term effects of immunization with recombinant lipoprotein outer surface protein A on serologic test for Lyme disease. Clin Diagn Lab Immunol, 11(4): 808-810.

Fawcett P T, Rose C, Gibney K M, et al. 1993. Detection of antinbodies to the recombinant P39 protein of *Borrelia burgdorferi* using enzyme immunoassay and immunoblotting. J Rheumatol, 20(4): 734-738.

Feder H M Jr, Johnson B J, O'Connell S, et al. 2007. A critical appraisal of "chronic Lyme disease". N Engl J Med, 357(14): 1422-1430.

Felaco P, Castellani M L, De Lutiis M A, et al. 2009. IL-32: a newly-discovered proinflammatory cytokine. J Biol Regul Homeost Agents, 23(3): 141-147.

Fikrig E, Feng W, Barthold S W, et al. 2000. Arthropod- and host-specific *Borrelia burgdorferi* bbk32 expression and the inhibition of spirochete transmission. J Immunol, 164(10):

5344-5351.

Fikrig E, Narasimhan S, Neelakanta G, et al. 2009. Toll-like receptors 1 and 2 heterodimers alter *Borrelia burgdorferi* gene expression in mice and ticks. J Infect Dis, 200(8): 1331-1340.

Forrester J D, Mead P. 2014. Third-degree heart block associated with lyme carditis: review of published cases. Clin Infect Dis, 59(7): 996-1000.

Fraser C M, Casjens S, Huang W M, et al. 1997. "Genomic sequence of a Lyme disease spirochaete, *Borrelia burgdorferi*". Nature, 390 (6660): 580-586.

Gaia C, Amedeo A, Steere A C, et al. 2008. *Borrelia burgdorferi* NapA-driven Th17 cell inflammation in Lyme arthritis. Arthrit Rheumat, (58), 11: 3609-3617.

Ganapamo F, Dennis V A, Philipp M T. 2001. CD19(+) cells produce IFN-gamma in mice infected with *Borrelia burgdorferi*. Eur J Immunol, 31: 3460-3468.

Gautam A, Dixit S, Embers M, et al. 2012. Different patterns of expression and of IL-10 modulation of inflammatory mediators from macrophages of Lyme disease-resistant and -susceptible mice. Plos One, 7(9): 1-13.

Gautam A, Dixit S, Philipp M T, et al. 2011. Interleukin-10 alters effector functions of multiple genes induced by Borrelia burgdorferi in macrophages to regulate Lyme disease inflammation. Infect Immun, 79(12): 4876-4892.

Gautam A, Hathaway M, McClain N, et al. 2008. Analysis of the determinants of bba64 (P35) gene expression in Borrelia burgdorferi using a gfp reporter. Microbiol, 154(Pt 1): 275-285.

Gerber M A, Shapiro E D, Bell G L, et al. 1995. Recombinant outer surface protein C ELISA for the diagnosis of early Lyme disease. J Infect Dis, 171(3): 724-727.

Giambartolomei G H, Dennis V A, Barbara A P. 2002. Autocrine and exocrine regulation of interleukin-10 production in THP-1 cells stimulated with *Borrelia burgdorferi* lipoproteins. Infect Immun, 70(4): 1881-1888.

Giambartolomei G H, Dennis V A, Philipp M T. 1998. *Borrelia burgdorferi* stimulates the production of Interleukin-10 in peripheral bloodmononuclear cells from uninfected humans and rhesus monkeys. Infect Immun, 66: 2691-2697

Gilmore R D Jr, Mbow M L. 1999. Conformational nature of the *Borrelia burgdorferi* B31 outer surface protein C protective epitope. Infect Immun, 67(10): 5463-5469.

Giorgio T. 2007. Interleukin-10 production by effector T cells: Th1 cells show self control. J Exp Med, 204: 239-243.

Glickstein L, Moore B, Bledsoe T, et al. 2003. Inflammatory cytokine production predominates in early Lyme disease in patients with erythema migrans. Infect Immun, 71(10): 6051-6053.

Gomes-Solecki M. 2014. Blocking pathogen transmission at the source: reservoir targeted OspA-based vaccines against *Borrelia burgdorferi*. Front Cell Infect Microbiol, 26; 4: 136.

Grimm D, Tilly K, Byram R, et al. 2004. Outer-surface protein C of the Lyme disease spirochete: a protein induced in ticks for infection of mammals. Proc Natl Acad Sci USA, 101(9):

3142-3147.

Grygorczuk S, Pancewicz S, Zajkowska J, et al. 2004. Concentrations of macrophage inflammatory proteins MIP-1α and MIP-1β and interleukin 8 (IL-8) in Lyme borreliosis. Infection, 32: 350-355.

Guerau-de-Arellano M, Alroy J, Huber B T. 2005. β2 Integrins control the severity of murine Lyme carditis. Infect Immun, 73: 3242-3250.

Guerau-de-Arellano M, Huber B T. 2005. Chemokines and Toll-like receptors in Lyme disease pathogenesis. Trends Mol Med, 11(3): 114-120.

Haddad F A, Nadelman R B. 2003. Lyme disease and the heart. Front Biosci, 1; 8: s769-782.

Halperin J J, Shapiro E D, Logigian E, et al. 2007. Practice parameter: treatment of nervous system Lyme disease (an evidence-based review): report of the Quality Standards Subcommittee of the American Academy of Neurology. Neurol, 69(1): 91-102.

Halperin J J. 2011. Lyme disease: an evidence-based approach. Adv Mol Cell Microbiol, 21(9): 1-296.

Halperin J J. 2011. Neurologic manifestations of lyme disease. Curr Infect Dis Rep, 13(4): 360-366.

Halperin J J. 2015. Nervous system Lyme disease. Infect Dis Clin North Am, 29(2): 241-253.

Hamer S A, Tsao J I, Walker E D, et al. 2010. Invasion of the lyme disease vector Ixodes Scapularis: implications for *Borrelia burgdorferi* endemicity. Ecohealth, 7(1): 47-63.

Hansen E S, Medić V, Kuo J, et al. 2013. Interleukin-10 (IL-10) inhibits *Borrelia burgdorferi*-induced IL-17 production and attenuates IL-17-mediated Lyme arthritis. Infect Immun, 81(12): 4421-4430.

Hansmann Y. 2009. Treatment and prevention of Lyme disease. Curr Probl Dermatol, 37: 111-129.

Harrington L E, Hatton R D, Mangan P R, et al. 2005. Interleukin 17-producing CD4+ effector T cells develop via a lineage distinct from the T helper type 1 and 2 lineages. Nat Immunol, 6(11): 1123-1132.

Hauser U, Lehnert G, Wilske B, et al. 1998. Diagnostic value of protein of three Borrelia species (*Borrelia burgdorferi sensu lato*) and implications for development and use of recombinant antigens for serodiagnosis of Lyme borreliosis in Europe. Clin Diagn Lab Immunol, 5(4): 456-462.

Hauser U, Lehnert G, Wilske B. 1999. Validity of interpretation criteria for standardized Western blots (immunoblots) for serodiagnosis of Lyme borreliosis based on sera collected throughout Europe. J Clin Microbiol, 37(7): 2241-2247.

Hayes B M, Dulebohn D P, Sarkar A, et al. 2014. Regulatory protein BBD18 of the Lyme disease spirochete: essential role during tick acquisition. MBio, 5(2): e01017.

Hayes E B, Piesman J. 2003. How can we prevent Lyme disease. N Engl J Med, 348(24):

2424-2430.

Hayney M S, Grunske M M, Boh L E. 1999. Lyme disease prevention and vaccine prophylaxis. Ann Pharmacother, 33: 723-729.

He M, Oman T, Xu H, et al. 2008. Abrogation of ospAB constitutively activates the Rrp2-RpoN-RpoS pathway (sigmaN-sigmaS cascade) in *Borrelia burgdorferi*. Mol Microbiol, 70(6): 1453-1464.

Heckler A K, Shmorhun D. 2010. Asymptomatic, transient complete heart block in a pediatric patient with Lyme disease. Clin pediatr, 49(1): 82-85.

Hefty P S, Jolliff S E, Caimano M J, et al. 2002. Changes in temporal and spatial patterns of outer surface lipoprotein expression generate population heterogeneity and antigenic diversity in the Lyme disease spirochete, *Borrelia burgdorferi*. Infect Immun, 70(7): 3468-3478.

Heikkila T, Seppala I, Saxen H, et al. 2002. Recombinant BBK32 protein in serodiagnosis of early and late Lyme borreliosis. J Clin Microbiol, 40(4): 1174-1180.

Heikkila T, Seppala I, Saxen H, et al. 2002. Species-specific serodiagnosis of Lyme arthritis and neuroborreliosis due to *Borrelia burgdorferi sensu stricto, B. afzelii,* and *B. garinii* by using decorin binding protein A. J Clin Microbiol, 40(2): 453-460.

Hengge U R, Tannapfel A, Tyring S K, et al. 2003. Lyme borreliosis. Lancet Infect Dis, 3(8): 489-500.

Hildenbrand P, Craven D E, Jones R, et al. 2009. lyme neuroborreliosis: manifestations of a rapidly emerging zoonosis. Am J Neuroradiol, 30(6): 1079-1087.

Hilton E, Devoti J, Sood S. 1996. Recommendation to include OspA and OspB in the new immunoblotting criteria for serodiagnosis of Lyme disease. J Clin Microbiol, 34(6): 1353-1354.

Hovius J W, Li X, Ramamoorthi N, et al. 2007. Coinfection with *Borrelia burgdorferi* sensu stricto and Borrelia garinii alters the course of murine Lyme borreliosis. FEMS Immunol Med Microbiol, 49(2): 224-234.

Hubálek Z. 2009. Epidemiology of lyme borreliosis. Curr Probl Dermatol, 37: 31-50.

Huppertz H I, Bartmann P, Heininger U, et al. 2012. Rational diagnostic strategies for Lyme borreliosis in children and adolescents: recommendations by the Committee for Infectious Diseases and Vaccinations of the German Academy for Pediatrics and Adolescent Health. Eur J Pediatr, 171(11): 1619-1624.

Infante-Duarte C, Horton H F, Byrne M C, et al. 2000. Microbial lipopeptides induce the production of IL-17 in Th celles. Immunol, 165: 6107-6115.

Ishiguro F, Takada N, Masuzawa T. 2005. Molecular evidence of the dispersal of Lyme disease *Borrelia* from the Asian Continent to Japan via migratory birds. Jpn J Infect Dis, 58(3): 184-186.

Iwakura Y, Ishigame H. 2006. The IL-23/IL-17 axis in inflammation. Cin Invest, 116: 1218-1222.

Jobe D A, Kowalski T J, Bloemke M, et al. 2011. Rapid decline of OspC borreliacidal antibodies following treatment of patients with early Lyme disease. Clin Vaccine Immunol, 18(6): 1034-1037.

Jobe D A, Lovrich S D, Schell R F, et al. 2003. C-terminal region of outer surface protein C binds borreliacidal antibodies in sera from patients with Lyme disease. Clin Diagn Lab Immunol, 10(4): 573-578.

Joosten L A, Abdollahi-Roodsaz S, Dinarello C A, et al. 2016. Nat Rev Rheumatol, 12(6): 344-357.

Joosten L A, Abdollahi-Roodsaz S, Dinarello C A, et al. 2016. Toll-like receptors and chronic inflammation in rheumatic diseases: new developments. Nat Rev Rheumatol, 12(6): 344-357.

Joosten L A, Netea M G, Kim S H, et al. 2006. IL-32, a proinflammatory cytokine in rheumatoid arthritis. Proc Natl Acad Sci U S A, 103(9): 3298-3303.

Kaaijk P, Luytjes W. 2016. Vaccination against Lyme disease: are we ready for it? Hum Vaccin Immunother, 12(3): 757-762.

Keesing F, Brunner J, Duerr S, et al. 2009. Hosts as ecological traps for the vector of Lyme Disease. Proc Biol Sci, 276(1675): 3911-3919.

Kempf F, Vaumourin E, Noel V, et al. 2011. Host races in Ixodes ricinus, the European vector of Lyme borreliosis. Infect Genet Evol, 11(8): 2043-2048.

Kevin N C, Daniel G B, Eleanor M R. 2008. IL-10: the master regulator of immunity to infection. J Immunol, 180: 5771-5777.

Kim S Y, Han S W, Kim G W, et al. 2004. TGF-beta1 polymorphism determines the progression of joint damage in rheumatoid arthritis. Scand J Rheumatol, 33(6): 389-394.

Kimball S A, Janson P A, LaRaia P J. 1989. Complete heart block as the sole presentation of Lyme disease. Arch Intern Med, 149(8): 1897-1898.

Kitahara R, Simorellis A K, Hata K, et al. 2012. A delicate interplay of structure, dynamics, and thermodynamics for function: a high pressure NMR study of outer surface protein A. Biophysical J, 102(4): 916-926.

Klempner MS, Hu L T, Evans J, et al. 2001. Two controlled trials of antibiotic treatment in patients with persistent symptoms and a history of Lyme disease. N Engl J Med, 345: 85-92.

Knauer J, Siegemund S, Muller U, et al. 2007. *Borrelia burgdorferi* potently activates bone marrow- derived conventional dendritic cells for production of IL-23 required for IL-17 realease by T cells. FEMS Immun Med Microbiol, 49: 353-363.

Köchling J, Freitag H J, Bollinger T, et al. 2008. Lyme disease with lymphocytic meningitis, trigeminal palsy and silent thalamic lesion. Europ J Paediatric Neurol, 12(6): 501-504.

Koedel U, Fingerle V, Pfister H W. 2015. Lyme neuroborreliosis-epidemiology, diagnosis and management. Nat Rev Neurol, 11(8): 446-456.

Koene R, Boulware D R, Kemperman M, et al. 2012. Acute heart failure from Lyme carditis.

Circulation: Heart Failure, 5(2): e24-e26.

Kohno M, Tsutsumi A, Matsui H, et al. 2008. Interleukin-17 gene expression in patients with rheumatoid arthritis. Mod Rheumatol, 18(1): 15-22.

Kondrusik M, Grygorczuk S, Skotarczak B, et al. 2007. Molecular and serological diagnosis of *Borrelia burgdorferi* infection among patients with diagnosed erythema migrans. Ann Agric Environ Med, 14(2): 209-213.

Kotake S, Udagawa N, Takahashi N, et al. 1999. IL-17 in synovial fluids from patients with rhermatoid arthritis is a protent stimulator of osteoclastogenesis. Clin Invest, 103: 1345-1352.

Kotloski N J, Nardelli D T, Peterson S H, et al. 2008. Interleukin 23 is required for development of arthritis in mice vaccinated and challenged with *Borrelia burgdorferi*. Clin Vaccin Immun, 15(8): 1199-1207.

Kowalski T J, Berth W L, Mathiason M A, et al. 2011. Oral antibiotic treatment and long-term outcomes of Lyme facial nerve palsy. Infection, 39(3): 239-245.

Kowarik M C, Cepok S, Sellner J, et al. 2012. CXCL13 is the major determinant for B cell recruitment to the CSF during neuroinflammation. J Neuroinflam, 9: 93.

Kraiczy P, Hunfeld K P, Peters S, et al. 2000. Borreliacidal activity of early Lyme disease sera against complement-resistant *Borrelia afzelii* FEM1 wild-type and an OspC-lacking FEM1 variant. J Med Microbiol, 49(10): 917-928.

Kramer V L, Beesley C. 1993. Temporal and spatial distribution of *Ixodes pacificus* and dermacentor occidentalis (Acari: Ixodidae) and prevalence of *Borrelia burgdorferi* in Contra Costa County, California. J Med Entomol, 30(3): 549-554.

LaFleur R L, Dant J C, Wasmoen T L, et al. 2009. Bacterin that induces anti-OspA and anti-OspC borreliacidal antibodies provides a high level of protection against canine Lyme disease. Clin Vaccine Immunol, 16(2): 253-259.

Lantos P M. 2015. Chronic Lyme disease. Infect Dis Clin North Am, 29(2): 325-340.

Lazarus J J, Kay M A, McCarter A L, et al. 2008. Viable *Borrelia burgdorferi* enhances interleukin-10 production and suppresses activation of murine macrophages. Infect. Immun, 76: 1153-1162.

Lebech A M, Hansen K, Brandrup F, et al. 2000. Diagnostic value of PCR for detection of *Borrelia burgdorferi* DNA in clinical specimens from patients with erythema migrans and Lyme neuroborreliosis. Mol Diagn, 5(2): 139-150.

Lelovas P, Dontas I, Bassiakou E, et al. 2008. Cardiac implications of **Lyme** disease, diagnosis and therapeutic approach. Int J Cardiol, 129(1): 15-21.

Li H, Dunn J J, Luft B J, et al. 1997. Crystal structure of Lyme disease antigen outer surface protein A complexed with an Fab. Proc Nat Acad Sci USA, 94(8): 3584-3589.

Li X, Liu X, Beck D S, et al. 2006. *Borrelia burgdorferi* lacking BBK32, a fibronectin-binding protein, retains full pathogenicity. Infect Immun, 74(6): 3305-3313.

Liang F T, Steere A C, Marques A R, et al. 1999. Sensitive and specific serodiagnosis of Lyme disease by enzyme-linked immunosorbent assay with a peptide based on an immunodominant conserved region of *Borrelia burgdorferi* VlsE. J Clin Microbiol, 37(12): 3990-3996.

Lipowsky C, Altwegg M, Michel B A, et al. 2003. Detection of *Borrelia burgdorferi* by species-specific and broad-range PCR of synovial fluid and synovial tissue of Lyme arthritis patients before and after antibiotic treatment. Clin Exp Rheumatol, 21(2): 271-272.

Liu N, Montgomery R R, Barthold S W, et al. 2004. Myeloid differentiation antigen 88 deficiency impairs pathogen clearance but does not alter inflammation in *Borrelia burgdorferi*-infected mice. Infect Immun, 72(6): 3195-3203.

Liu Z Y, Hao Q, Hou X X, et al. 2013. A study of the technique of Western blot for diagnosis of Lyme disease caused by *Borrelia afzelii* in China. Biomed Environ Sci, 26(3): 190-200.

Liveris D, Schwartz I, McKenna D, et al. 2012. Comparison of five diagnostic modalities for direct detection of *Borrelia burgdorferi* in patients with early Lyme disease. Diaqn Microbiol Infect Dis, 73(3): 243-245.

Liveris D, Wang G, Girao G, et al. 2002. Quantitative detection of Borrelia burgdorferi in 2-millimeter skin samples of erythema migrans Lesions: correlation of results with clinical and laboratory findings. J Clin Microbiol, 40(4): 1249-1253.

Livey I, O'Rourke M, Traweger A, et al. 2011. A new approach to a Lyme disease vaccine. Clin Infect Dis, 52 (3): 266-270.

Ljøstad U, Mygland A. 2008. CSF B-lymphocyte chemoattractant (CXCL13) in the early diagnosis of acute Lyme neuroborreliosis. J Neurol, 255 (5): 732-737.

Lochhead R B, Zachary J F, Dalla Rosa L, et al. 2015. Antagonistic interplay between MicroRNA-155 and IL-10 during Lyme Carditis and Arthritis. PLoS One, 10(8): e0135142.

López-Vélez R, Molina Moreno R. 2005. Climate change in spain and risk of infectious and parasitic diseases transmitted by arthropods and rodents. Rev Esp Salud Publica, 79(2): 177-190.

Lotric-Furlan S, Strle F. 2012. Peripheral facial palsy in patients with tick-borne encephalitis. Clin Microbiol Infect, 18(10): 1027-1032.

Luster A D. 2002. The role of chemokines in linking innate and adaptive immunity. Curr Opin Immunol, 14(1): 129-135 .

Magnarelli L A, Flavell R A, Padula S J, et al. 1997. Serologic diagnosis of canine and equine borreliosis: use of recombinant antigens in enzyme-linked immunosorbent assays. J Clin Microbiol, 35(1): 169-173.

Maher B, Murday D, Harden S P. 2012. Cardiac MRI of Lyme disease myocarditis. Heart, 98(3): 264.

Margos G, Vollmer S A, Ogden N H, et al. 2011. Population genetics, taxonomy, phylogeny and evolution of *Borrelia burgdorferi* sensu lato. Infection, Genetics and Evolution, 11 (7): 1545-1563.

Markeljevic J, Sarac H, Rados M. 2011. Tremor, seizures and psychosis as presenting symptoms in a patient with chronic lyme neuroborreliosis(LNB). Coll Antropol, 35(1): 313-318.

Maruskova M, Esteve-Gassent M D, Sexton V L, et al. 2008. Role of the BBA64 locus of *Borrelia burgdorferi* in early stages of infectivity in a murine model of Lyme disease. Infect Immun, 76(1): 391-402.

Masuzawa T, Wilske B, Komikado T, et al. 1996. Comparison of OspA serotypes for *Borrelia burgdorferi sensu lato* from Japan, Europe and North America. Microbiol Immunol, 40(8): 539-545.

Masuzawa T. 2004. Terrestrial distribution of the Lyme borreliosis agent *Borrelia burgdorferi* sensu lato in East Asia. Jpn J Infect Dis, 57(6): 229-235.

Mathiesen M J, Christiansen M, Hansen K, et al. 1998. Peptide-based OspC enzyme-linked immunosorbent assay for serodiagnosis of Lyme borreliosis. J Clin Microbiol, 36(12): 3474-3479.

Mathiesen M J, Holm A, Christiansen M, et al. 1998. The dominant epitope of *Borrelia garinii* outer surface protein C recognized by sera from patients with neuroborreliosis has a surface-exposed conserved structural motif. Infect Immun, 66(9): 4073-4079.

Matsushima N, Tanaka T, Enkhbayar P, et al. 2007. Comparative sequence analysis of leucine-rich repeats (LRRs) within vertebrate toll-like receptors. BMC Genomics, 8: 124.

Mattey D L, Nixon N, Dawes P T, et al. 2005. Association of polymorphism in the transforming growth factor {beta}1 gene with disease outcome and mortality in rheumatoid arthritis. Ann Rheum Dis, 64(8): 1190-1194.

Mayne P J. 2011. Emerging incidence of Lyme borreliosis, babesiosis, bartonellosis, and granulocytic ehrlichiosis in Australia. Int J Gen Med, 4: 845-852.

McAlister H F, Klementowicz P T, Andrews C, et al. 1989. Lyme carditis: an important cause of reversible heart block. Ann Intern Med, 110(5): 339-345.

McKisic M D, Redmond W L, Barthold S W. 2000. T cell-mediated pathology in murine Lyme borreliosis. J Immunol, 164: 60-69.

Mead P S. 2015. Epidemiology of Lyme disease. Infect Dis Clin North Am, 29(2): 187-210.

Mehenert W H, Krause G. 2005. Surveillance of Lyme borreliosis in Germany, 2002 and 2003. Euro Surveill, 10(4): 83-85.

Milewski M D, Cruz A I, Miller C P, et al. 2011. Lyme arthritis in children presenting with joint effusions. J Bone & Joint Surg, 93(3): 252-260.

Miller J C, Ma Y, Crandall H, et al. 2008. Geneexpression profiling provides insights into the pathways involved in inflammatory arthritis development: murine model of Lyme disease. ExpMol Pathol, 85: 20-27.

Miossec P, Korn T, Kuchroo V K, et al. 2009. Mechanisms of disease interleukin-17 and type17 helper T cells. New Engl J Med, 361: 888-898.

Mommert S, Gutzmer R, Kapp A, et al. 2001. Sensitive detection of *Borrelia burgdorferi* sensu lato DNA and differentiation of Borrelia species by LightCycler PCR. J Clin Microbiol, 39(7): 2663-2667.

Moniuszko A, Czupryna P, Pancewicz S, et al. 2012. Borrelial lymphocytoma–a case report of a pregnant woman. Ticks and Tick-borne Dis, 3(4): 257-258.

Moniuszko A, Czupryna P, Pancewicz S, et al. 2014. Evaluation of CXCL8, CXCL10, CXCL11, CXCL12 and CXCL13 in serum and cerebrospinal fluid of patients with neuroborreliosis. Immunol Lett, 157(1-2): 45-50.

Montgomery R R, Malawista S E, Feen K J, et al. 1996. Direct demonstration of antigenic substitution of *Borrelia burgdorferi* ex vivo: exploration of the paradox of the early immune response to outer surface proteins A and C in Lyme disease. J Exp Med, 183(1): 261-269.

Moore A, Nelson C, Molins C, et al. 2016. Current guidelines, common clinical pitfalls, and future directions for laboratory diagnosis of Lyme disease, United States. Emerg Infect Dis, 22(7): 1169-1177.

Moore K W, de Waal Malefyt R, Coffman R L, et al. 2001. Interleukin-10 and the interleukin-10 receptor. Annu Rev Immunol, 19: 683-765.

Moyer M W. 2015. The growing global battle against blood-sucking ticks. Nature, 524(7566): 406-408.

Müllegger R R, McHugh G , Ruthazer R. 2000. Differential expression of cytokine mRNA in skin specimens from patients with erythema migrans or acrodermatitis chronica atrophicans. J Invest Dermatol, 115(6): 1115-1123.

Müllegger R R, Means T K, Shin J J, et al. 2007. Chemokine signatures in the skin disorders of Lyme borreliosis in Europe: predominance of CXCL9 and CXCL10 in erythema migrans and acrodermatitis and CXCL13 in lymphocytoma. Infect Immun, 75(9): 4621-4628.

Nadelman R B, Nowakowski J, Fish D, et al. 2001. Prophylaxis with single-dose doxycycline for the prevention of Lyme disease after an Ixodes scapularis tick bite. N Engl J Med, 345(2): 79-84.

Nagi K S, Joshi R, Thakur R K. 1996. Cardiac manifestations of Lyme disease: a review. Can J Cardiol, 12(5): 503-506.

Narasimhan S, Caimano M J, Liang F T, et al. 2003. *Borrelia burgdorferi* transcriptome in the central nervous system of non-human primates. Proc Natl Acad Sci, 100: 15953-15958.

Narasimhan S, Santiago F, Koski R A, et al. 2002. Examination of the *Borrelia burgdorferi* transcriptome in *Ixodes scapularis* during feeding. Bacteriol, 184: 3122-3125.

Nardelli D T, Burchill D M, England T, et al. 2004. Association of CD4[+] T CD25[+] T cells with prevention of severe destructive arthritis in *Borrelia burgdorferi*-vaccinated and challenged interferon gamma-deficient mice treated with anti-interleukin-17 antibody. Clin Diagn Lab Immunol, 11: 1075-1084.

Nardelli D T, Callister S M, Schell R F. 2008. Lyme arthritis: current concepts and a change in paradigm. Clin Vaccine Immunol, 15(1): 21-34.

Nardelli D T, Luk K H, Kotloski N J, et al. 2008. Role of IL-17, transforming growth factor-βand IL-6 in the development of arthritis and prodction of anti-outer surface protein-A borreliacidal antibodies in Borrelia-vaccinated and-infected mice. FEMS Immun Med Microbiol, 53(8): 265-274.

Netea M G, Azam T, Ferwerda G, et al. 2005. IL-32 synergizes with nucleotide oligomerization domain (NOD) 1 and (NOD) 2 ligands for IL-1β and IL-6 production through a caspase-1dependent mechanism. Proc Natl Acad Sci USA, 102 (45): 16309-16314.

Nocton J J, Dressler F, Rutledge B J, et al. 1994. Detection of *Borrelia burgdorfer* DNA by polymerase chain reaction in synovial fluid from patients with Lyme arthritis. N Engl J Med, 330: 229-234.

Nold M F, Nold-Petry C A, Zepp J A, et al. 2010. IL-37 is a fundamental inhibitor of innate immunity. Nat Immunol, 2010; 11(11): 1014-1022.

Norek A, Janda L, Žákovská A. 2016. DNA-based identification and OspC serotyping in cultures of *Borrelia burgdorferi s. l.* isolated from ticks collected in the Moravia (Czech Republic). J Vector Ecol, 41(1): 172-178.

Nowakowski J, Schwartz I, Liveris D, et al. 2001. Laboratory diagnostic techniques for patients with early Lyme disease associated with erythema migrans: a comparison of different techniques. Clin Infect Dis, 33(12): 2023-2027.

Ogden N H, Lindsay L R, Schofield S W. 2015. Methods to prevent tick bites and Lyme disease. Clin Lab Med, 35(4): 883-899.

Olson C M Jr, Bates T C, Izadi H, et al. 2009. Local production of IFN-gamma by invariant NKT cells modulates acute Lyme carditis. J Immunol, 182(6): 3728-3734.

Oosting M, Buffen K, van der Meer JW, et al. 2016. Innate immunity networks during infection with *Borrelia burgdorferi*. Crit Rev Microbiol, 42(2): 233-244.

Oosting M, Ter Hofstede H, Sturm P, et al. 2011. TLR1/TLR2 heterodimers play an important role in the recognition of Borrelia spirochetes. PLoS One, 6(10): e25998.

Ornstein K, Berglund J, Bergstrom S, et al. 2002. Three major Lyme borrelia genospecies (*Borrelia burgdorferi sensu stricto, B. afzelii* and *B. garinii*) identified by PCR in cerebrospinal fluid from patients with neuroborreliosis in Sweden. Scand J Infect Dis, 34(5): 341-346.

Ouyang Z, Haq S, Norgard M V. 2010. Analysis of the dbpBA upstream regulatory region controlled by RpoS in *Borrelia burgdorferi*. J Bacteriol, 192(7): 1965-1974.

Pachner A R, Dail D, Li L, et al. 2002. Humoral immune response associated with Lyme Borreliosis in nonhuman primates: analysis by immunoblotting and enzyme-linked immunosorbent assay with sonicates or recombinant proteins. Clin Diagn Lab Immunol, 9(6): 1348-1355.

Pachner A R, Delaney E, O'Neill T, et al. 1995. Inoculation of nonhuman primates with the N40 strain of *Borrelia burgdorferi* leads to a model of lyme neuroborreliosis faithful to the human disease. Neurology, 45: 165-172.

Pachner A R, Steiner I. 2007. Lyme neuroborreliosis: infection, immunity, and in-flammation. Lancet Neurol, 6(6): 544-552.

Pachner A R, Zhang W F, Schaefer H, et al. 1998. Detection of active infection in nonhuman primates with Lyme neuroborreliosis: comparison of PCR, culture, and a bioassay. J Clin Microbiol, 36: 3243-3247.

Pal U, de Silva A M, Montgomery R R , et al. 2000. Attachment of *Borrelia burgdorferi* within Ixodes scapularis mediated by outer surface protein A. J Clin Invest, 106(4): 561-569.

Pal U, Wang P, Bao F K, et al. 2008. *Borrelia burgdorferi* basic membrane proteins A and B participate in the genesis of Lyme arthritis. J Exp Med, 205: 133-141.

Pal U, Yang X F, Chen M, et al. 2004. OspC facilitates *Borrelia burgdorferi* invasion of *Ixodes scapularis* salivary glands. J Clin Invest, 113(2): 120-130.

Palmer N, Fraser C, Casjens S. 2000. Distribution of twelve linear extrachromosomal DNAs in natural isolates of lyme disease spirochetes. J Bacteriol, 182: 2476-2480.

Panelius J, Lahdenne P, Saxen H, et al. 2001. Recombinant flagellin A proteins from *borrelia burgdorferi sensu stricto, B. afzelii,* and *B. garinii* in serodiagnosis of Lyme borreliosis. J Clin Microbiol, 39(11): 4013-4019.

Panelius J, Ranki A, Meri T, et al. 2010. Expression and sequence diversity of the complement regulating outer surface protein E in *Borrelia afzelii* vs. *Borrelia garinii* in patients with erythema migrans or neuroborreliosis. Microb Pathog, 49(6): 363-368.

Park H, Li Z X, Yang X O, et al. 2005. A distinct lineage of CD4 T cells regulates tissue inflammation by p roducing interleukin 17. Nat Immunol, 6(11) : 1133-1141.

Paul I M, Berlin C M Jr. 2002. Prophylaxis with single-dose doxycycline for the prevention of Lyme disease after an ixodes scapularis tick bite. Clin Pediatr, 41: 128-129.

Perronne C. 2014. Lyme and associated tick-borne diseases: global challenges in the context of a public health threat. Front Cell Infect Microbiol, 4: 74.

Petzke M, Schwartz I. 2015. *Borrelia burgdorferi* pathogenesis and the immune response. Clin Lab Med, 35(4): 745-764.

Philipp M T, Johnson B J. 1994. Animal models of Lyme disease: pathogenesis and immunoprophylaxis. Trends Microbiol, 2: 431-437.

Philipp M T. 1998. Studies on OspA: a source of new paradigms in Lyme disease research. Trends Microbiol, 6(2): 44-47.

Piesman J, Hojgaard A, Ullmann A J, et al. 2014. Efficacy of an experimental azithromycin cream for prophylaxis of tick-transmitted Lyme disease spirochete infection in a murine model. Antimicrob Agents Chemother, 58: 348-351.

Pietilä J, He Q, Oksi J, et al. 2000. Rapid differentiation of *Borrelia garinii* from *Borrelia afzelii* and *Borrelia burgdorferi sensu strict* by Lightcycler fluorescence melting curve analysis of a PCR product of the recA gene. J Clin Microbiol, 38(7): 2756-2759.

Pinto D S. 2002. Cardiac manifestations of Lyme disease. Med Clin North Am, 86(2): 285-296.

Plotkin S A. 2011. Correcting a public health fiasco: the need for a new vaccine against Lyme disease. Clin Infect Dis, 52: s271-s275.

Poland G A. 2011. Vaccines against Lyme disease: what happened and what lessons can we learn. Clin Infect Dis, 52: s253-s258.

Porcella S F, Schwan T G. 2001. *Borrelia burgdorferi* and *Treponema pallidum*: a comparison of functional genomics, environmental adaptations, and pathogenic mechanisms. J Clin Invest, 107(6): 651-656.

Puius Y A, Kalish R A. 2008. Lyme arthritis: pathogenesis, clinical presentation, and management. Infect Dis Clin North Am, 22(2): 289-300.

Radolf J D, Caimano M J, Stevenson B, et al. 2012. Of ticks, mice and men: understanding the dual-host lifestyle of Lyme disease spirochaetes. Nat rev Microbiol, 10(2): 87-99.

Rahman S, Shering M, Ogden N H, et al. 2016. Toll-like receptor cascade and gene polymorphism in host-pathogen interaction in Lyme disease. J Inflamm Res, 9: 91-102.

Ramamoorthi N, Narasimhan S, Pal U, et al. 2005. The Lyme disease agent exploits a tick protein to infect the mammalian host. Nature, 436(7050): 573-577.

Ramesh G, Alvarez A L, Roberts E D, et al. 2003. Pathogenesis of Lyme neuroborreliosis: *Borrelia burgdorferi* lipoproteins induce both proliferation and apoptosis in rhesus monkey astrocytes. Eur J Immunol, 33(9): 2539-2550.

Ramesh G, Borda J T, Dufour J, et al. 2008. Interaction of the Lyme disease spirochete *Borrelia burgdorferi* with brain parenchyma elicits inflammatory mediators from glial cells as well as glial and neuronal apoptosis. Am J Pathol, 173: 1415-1427.

Ramesh G, Didier P J, England J D, et al. 2015. Inflammation in the pathogenesis of Lyme neuroborreliosis. Am J Pathol, 185(5): 1344-1360.

Rasley A S, Tranguch L, Rati D M, et al. 2006. Murine gliaexpress the immunosuppressive cytokine, interleukin-10, following exposureto *Borrelia burgdorferi* or Neisseria meningitidis. Glia, 53: 583-592.

Rauter C, Mueller M, Diterich I, et al. 2005. Critical evaluation of urine-based PCR assay for diagnosis of Lyme borreliosis. Clin Diagnostic Lab Immunol, 12(8): 910-917.

Reznick J W, Braunstein D B, Walsh R L, et al. 1986. Lyme carditis. Electrophysiologic and histopathologic study. Am J Med, 81(5): 923-927.

Rijpkema S G T, Tazelaar D J, Molkenboer M J C H, et al. 1997. Detection of *Borrelia afzelii*, *Borrelia burgdorferi* sensu stricto, *Borrelia garinii* and group VS116 by PCR in skin biopsies of patients with erythema migrans and acrodermitis chronica atrophicans. Clin Microbiol

Infect, 3(1): 109-116.

Ritzman A N, Hughes-Hanks J M, Blaho V A, et al. 2010. The Chemokine Receptor CXCR2 Ligand KC (CXCL1) Mediates Neutrophil Recruitment and Is Critical for Development of Experimental Lyme Arthritis and Carditis. Infect. Immun, 78(11): 4593-4600.

Rizzoli A, Hauffe H, Carpi G, et al. 2011. Lyme borreliosis in Europe. Euro Surveill, 16(27): 1-8.

Roberts E D, Bohm R P, Lowrie R C, et al. 1998. Pathogenesis of lyme neuroborreliosis in the rhesus monkey: the disseminated and chronic phases of disease in the peripheral nervous system. J Infect Dis, 178(3): 722-732.

Robinson M L, Kobayashi T, Higgins Y, et al. 2015. Lyme carditis. Infect Dis Clin North Am, 29(2): 255-268.

Roessler D, Hauser U, Wilske B, et al. 1997. Heterogeneity of BmpA (P39) among European isolates of *Borrelia burgdorferi* sensus lato of interspecies variability on serodiagnosis. J Clin Microbiol, 35(11): 2752-2758.

Rostoff P, Gajos G, Konduracka E, et al. 2010. Lyme carditis: epidemiology, pathophysiology, and clinical features in endemic areas. Int J Cardiol, 144(2): 328-333.

Rousselle J C, Callister S M, Schell R F, et al. 1998. Borreliacidal antibody production against outer surface protein C of *Borrelia burgdorferi*. J Infect Dis, 178(3): 733-741.

Rudenko N, Golovchenko M, Grubhoffer L, et al. 2011. Updates on *Borrelia burgdorferi* sensu lato complex with respect to public health. Ticks and Tick-borne Dis, 2: 123-128.

Rupprecht T A, Koedel U, Finferle V, et al. 2008. The pathogenesis of Lyme neuroborreliosis: from infection to inflammation. Mol Med, 14(3-4): 205-212.

Rupprecht T A, Pfister H W, Angele B, et al. 2005. The chemokine CXCL13 (BLC): a putative diagnostic marker for neuroborreliosis. Neurology, 65(3): 448-450.

Rupprecht T A, Plate A, Adam M, et al. 2009. The chemokine CXCL13 is a key regulator of B cell recruitment to the cerebrospinal fluid in acute Lyme neuroborreliosis. J Neuroinflam, 6: 42.

Salazar A C, Rothemich M, Drouin E E, et al. 2005. Human lyme arthritis and the immunoglobulin g antibody response to the 37-kilodalton arthritis-related protein of *Borrelia burgdorferi*. Infect Immu, 73: 2951-2957.

Salazar J C, Duhnam-Ems S, La Vake C, et al. 2009. Activation of human monocytes by live *Borrelia burgdorferi* generates TLR2-dependent and-independentresponses which include induction of IFN-beta. PLoS Pathog, 5(5): e1 000 444.

Salazar J C, Pope C D, Sellati T J, et al. 2003. Coevolution of markers of innate and adaptive immunity in skin and peripheral blood of patients with erythema migrans. J Immunol, 171: 2660-2670.

Sanchez E, Vannier E, Wormser G P, et al. 2016. Diagnosis, treatment, and prevention of Lyme disease, human granulocytic anaplasmosis, and babesiosis: a review. JAMA, 315(16): 1767-1777.

Sanchez J L. 2015. Clinical manifestations and treatment of lyme disease. Clin Lab Med, 35(4):
　765-778.

Schmidt B L. 1997. PCR in laboratory diagnosis of human *Borrelia burgdorferi* infection. Clin
　Microbiol Rev, 10(1): 185-201.

Schmidt C, Plate A, Angele B, et al. 2011. A prospective study on the role of CXCL13 in Lyme
　neuroborreliosis. Neurol, 76(12): 1051-1058.

Schmit V L, Patton T G, Gilmore R D. 2011. Analysis of *Borrelia burgdorferi* surface proteins as
　determinants in establishing host cell interactions. Front Microbiol, 2: 141.

Schotthoefer A M, Frost H M. 2015. Ecology and epidemiology of Lyme Borreliosis. Clin Lab
　Med; 35(4): 723-743.

Schuijt T J, Hovius J W, van der Poll T, et al. 2011. Lyme borreliosis vaccination: the facts, the
　challenge, the future. Trends Parasitol, 27(1): 40-47.

Schutzer S E, Coyle P K, Dunn J J, et al. 1994. Early and specific antibody response to OspA in
　Lyme disease. J Clin Invest, 94(1): 454-457.

Schwaiger M, Peter O, Cassinotti P. 2001. Routine diagnosis of *Borrelia burgdorferi sensu lato*
　infections using a real-time PCR assay. Clin Microbiol Infect, 7(9): 461-469.

Schwan T G, Piesman J, Golde W T, et al. 1995. Induction of an outer surface protein on *Borrelia
　burgdorferi* during tick feeding. Proc Nat Acad Sci USA, 92(7): 2909-2913.

Schwan T G, Piesman J. 2000. Temporal changes in outer surface proteins A and C of the Lyme
　disease-associated spirochete, *Borrelia burgdorferi*, during the chain of infection in ticks and
　mice. J Clin Microbiol, 38(1): 382-388.

Schwan T G. 2003. Temporal regulation of outer surface proteins of the Lyme-disease spirochaete
　Borrelia burgdorferi. Biochem Society Transact, 31(1): 108-112.

Scott J D. 2012. *Borrelia burgdorferi*. J Med Entomol, 49(2): 237-247.

Seemanapalli S V, Xu Q, McShan K, et al. 2010. Outer surface protein C is a dissemination-
　facilitating factor of *Borrelia burgdorferi* during mammalian infection. PLoS One, 5(12): e15 830.

Senel M, Rupprecht T A, Tumani H, et al. 2010. The chemokine CXCL13 in acute neuroborreliosis.
　J Neurol Neurosurg Psychiat, 81(8): 929-933.

Seshu J, Esteve-Gassent M D, Labandeira-Rey M, et al. 2006. Inactivation of the
　fibronectin-binding adhesin gene bbk32 significantly attenuates the infectivity potential of
　Borrelia burgdorferi. Mol Microbiol, 59(5): 1591-1601.

Shapiro E D. 2014. Clinical practice, Lyme disease. N Engl J Med, 370(18): 1724-1731.

Shen A K, Mead P S, Beard B C. 2011. The Lyme disease vaccine-a public health perspective.
　Clin Infect Dis, 52: s247-s252.

Shin J J, Glickstein L J, Steere A C. 2007. High levels of inflammatory chemokines and cytokines
　in joint fluid and synovial tissue throughout the course of antibiotic-refractory lyme arthritis.
　Arthritis Rheum, 56(4): 1325-1335.

Shin J J, Strle K, Glickstein L J, et al. 2010. Borrelia burgdorferi stimulation of chemokine secretion by cells of monocyte lineage in patients with Lyme arthritis. Arthritis Res Ther, 12(5): R168.

Shin O S, Isberg R R, Akira S. 2008. Distinct roles for MyD88 and Toll-Like receptors 2, 5, and 9 in phagocytosis of Borrelia burgdorferi and cytokine induction. Infect Immun, 76(6): 2341-2351.

Shin O S. 2014. Insight into the pathogenesis of Lyme disease. J Bacteriol Virol, 44(1): 10-22.

Sigal L H. 1995. Early disseminated Lyme disease: cardiac manifestations. Am J Med, 98(4A): 25S-28S.

Sikand V K, Halsey N, Krause P J, et al. 2001. Safety and immunogenicity of a recombinant Borrelia burgdorferi outer surface protein a vaccine against Lyme disease in healthy children and adolescents: a randomized controlled trial. Pediatrics, 108: 123-128.

Sillanpää H, Skogman B H, Sarvas H, et al. 2013. Cerebrospinal fluid chemokine CXCL13 in the diagnosis of neuroborreliosis in children. Scand J Infect Dis, 45(7): 526-530.

Silver E, Pass R H, Kaufman S, et al. 2007. Complete heart block due to Lyme carditis in two pediatric patients and a review of the literature. Congenit Heart Dis, 2(5): 338-341.

Simpson W J, Burgdorferi W, Schrumpf M E, et al. 1991. Antibody to a 39-kilodalton Borrelia burgdorferi antigen(P39) as a marker for infection in experimentally and naturally inculated animals. J Clin Microbiol, 29(2): 236-243.

Simpson W J, Cieplak W, Schrumpf M E, et al. 1994. Nucleotide sequence and analysis of the gene in Borrelia burgdorferi encoding the immunogenic P39 antigen. FEMS Microbiol Lett, 119(3): 381-387.

Simpson W J, Schrumpf M E, Schwan T G. 1990. Reactivity of human Lyme borreliosis sera with a 39-kilodalton antigen specific to Borrelia burgdorferi. J Clin Microbiol, 28(6): 1329-1337.

Skarpaas , Ljøstad U, Søbye M, et al. 2007. Sensitivity and specificity of a commercial C6 peptide enzyme immuno assay in diagnosis of acute Lyme neuroborreliosis. Eur J Clin Microbiol Infect Dis, 26(9): 675-677.

Smit R, Postma M J. 2015. Lyme borreliosis: reviewing potential vaccines, clinical aspects and health economics. Expert Rev Vaccines, 14(12): 1549-1561.

Smith B G, Cruz Jr A I, Milewski M D, et al. 2011. Lyme disease and the orthopaedic implications of Lyme arthritis. J American Acad Orthopaedic Surgeons, 19(2): 91-100.

Smith F D, Ballantyne R, Morgan E R, et al. 2012. Estimating Lyme disease risk using pet dogs as Sentinels. Comp Immunol Microbiol Infect Dis, 35(2): 163-167.

Smith R P, Schoen R T, Rahn D W, et al. 2002. Clinical characteristics and treatment outcome of early Lyme disease in patients with microbiologically confirmed erythema migrans. Ann Intern Med, 136: 421-428.

Smith S A, Jann O C, Haig D, et al. 2012. Adaptive evolution of Toll-like receptor 5 in domesticated mammals. BMC Evol Biol, 12(1): 122.

Sonderegger F L, Ma Y, Maylor-Hagan H, et al. 2012. Localized production of IL-10 suppresses early inflammatory cell infiltration and subsequent development of IFN-γ-mediated Lyme arthritis. J Immunol, 188(3): 1381-1393.

Stanek G, Fingerle V, Hunfeld K P, et al. 2011. Lyme borreliosis: clinical case definitions for diagnosis and management in Europe. Clin Microbiol Infect, 2011; 17(1): 69-79.

Stanek G, Strle F. 2008. Lyme disease: European perspective. Infcet Dis Clin North Am, 22(2): 327-339.

Stanek G, Wormser G P, Gray J, et al. 2012. Lyme borreliosis. Lancet, 379(9814): 461-473.

Steere A C, Coburn J, Glickstein L. 2004. The emergence of Lyme disease. J Clin Invest, 113: 1093-1101.

Steere A C, Drouin E E, Glickstein L J. 2011. Relationship between immunity to *Borrelia burgdorferi* outer-surface protein A (OspA) and Lyme arthritis. Clin Infect Dis, 52(3): s259-265.

Steere A C, Duray P H, Butcher E C. 1988. Spirochetal antigens and lymphoid cell surface markers in Lyme synovitis: comparison with rheumatoid synovium and tonsillar lymphoid tissue. Arthritis Rheum, 31: 487-495.

Steere A C, Glickstein L. 2004. Elucidation of Lyme arthritis. Nat Rev Immunol, 4(2): 143-152.

Steere A C, Grodzicki R L, Kornblatt A N, et al. 1983. The spirochetal etiology of Lyme disease. N Engl J Med, 308(13): 733-740.

Steere A C, Malawista S E, Snydman D R, et al. 1977. Lyme arthritis: an epidemic of oligoarticular arthritis in children and adults in three connecticut communities. Arthritis Rheum, 20(1): 7-17.

Steere A C, Levin R E, Molloy P J, et al. 1994. Treatment of Lyme arthritis. Arthritis Rheum, 37: 878-888.

Steere A C, Sikand V K, Meurice F, et al. 1998. Lyme Disease Vaccine Study Group. Vaccination against Lyme disease with recombinant *Borrelia burgdorferi* outer-surface lipoprotein A with adjuvant. N Engl J Med, 339(4): 209-215.

Steere A C. 1989. Lyme disease. N Engl J Med, 321(9): 586-596.

Steere A C. 2001. Lyme disease. N. Engl. J. Med, 345: 115-125.

Steere A C. 2004. Elucidation of Lyme arthritis. Nature Rev Immunol, 4: 143-151.

Steinman L. 2007. A brief history of TH17, the first majorrevision in the TH1/TH2 hypothesis of T cell–mediated tissue damage. Nat Med, 13: 139-145.

Stewart P E, Thalken R, Bono J L, et al. 2001. Isolation of a circular plasmid region sufficient for autonomous replication and transformation of infectious *Borrelia burgdorferi*. Mol Microbiol, 39(3): 714-721.

Stjernberg L, Berglund J. 2005. Tick prevention in a population living in a highly endemic area.

Scand J Public Health, 33 (6) : 432-438.

Stockinger K, Veldhoen M. 2007. Differentiation and function of Th17 T cells. J Curr Opin Immunol, 19: 281-286.

Straubinger R K, Dharma R T, Davidson E, et al. 2001. Protection against tick-transmitted Lyme disease in dogs vaccinated with a multiantigenic vaccine. Vaccine, 20 (1-2) : 181-193.

Strle K, Shin J J, Glickstein L J, et al. 2012. Association of a Toll-like receptor 1 polymorphism with heightened Th1 inflammatory responses and antibiotic-refractory Lyme arthritis. Arthritis Rheum, 64 (5) : 1497-1507.

Sun J, Madan R, Karp C L, et al. 2009. Effector T cells control lung inflammation during acute virus infection by producing IL-10. Nat Med, 15 (3) : 277-284.

Swanson S J, Neitzel D, Reed K D, et al. 2006. Coinfections acquired from ixodes ticks. Clin Microbiol Rev, 19 (4) : 708-727.

Templeton T J. 2004. Borrelia outer membrane surface proteins and transmission through the tick. J Exp Med, 199 (5) : 603-606.

Tete S, Tripodi D, Rosati M, et al. 2012. IL-37 (IL-1F7) the newest anti-inflammatory cytokine which suppresses immune responses and inflammation. Int J Immunopathol Pharmacol, 25 (1) : 31-38.

Tilly K, Bestor A, Rosa P A. 2016. Functional Equivalence of OspA and OspB, but Not OspC, in Tick Colonization by *Borrelia burgdorferi*. Infect Immun, 84 (5) : 1565-1573.

Toledo A, Crowley J T, Coleman J L, et al. 2014. Selective association of outer surface lipoproteins with the lipid rafts of *Borrelia burgdorferi*. MBio, 5 (2) : e00899.

Trollmo C, Meyer A L, Steere A C, et al. 2001. Molecular mimicry in Lyme arthritis demonstrated at the single cell level: LFA-1 alpha L is a partial agonist for outer surface protein A-reactive T cells. J Immunol, 166 (8) : 5286-5291.

Tuerlinckx D, Glupczynski Y. 2010. Lyme neuroborreliosis in children. Expert Rev Anti Infect Ther, 8 (4) : 455-463.

Tumani H, Cadavid D. 2011. Are high CSF levels of CXCL13 helpful for diagnosis of Lyme neuroborreliosis. Neurol, 76 (12) : 1034-1035.

Urbanowicz A, Lewandowski D, Szpotkowski K, et al. 2016. Tick receptor for outer surface protein A from Ixodes ricinus - the first intrinsically disordered protein involved in vector-microbe recognition. Sci Rep, 6: 25205.

van Burgel N D, Bakels F, Kroes A C, et al. 2011. Discriminating Lyme neuroborreliosis from other neuroinflammatory diseases by levels of CXCL13 in cerebrospinal fluid. J Clin Microbiol, 49 (5) : 2027-2030.

Verma A, Brissette C A, Bowman A, et al. 2000. *Borrelia burgdorferi* BmpA is a laminin- binding protein. Infect Immun, 77 (11) : 4940- 4946.

Viola A, Luster A D. 2008. Chemokines and their receptors: drug targetsin immunity and inflammation. Annu Rev Pharmacol Toxicol, 48: 171-197.

Wagner B, Freer H, Rollins A, et al. 2012. Antibodies to *Borrelia burgdorferi* OspA, OspC, OspF, and C6 antigens as markers for early and late infection in dogs. Clin Vaccine Immunol, 19(4): 527-535.

Wang G, Liveris D, Mukherjee P, et al. 2014. Molecular typing of *Borrelia burgdorferi*. Curr Protoc Microbiol, 34: 12C. 5. 1-31.

Wang G, Ma Y, Buyuk A, et al. 2004. Impaired host defense to infection and Toll-like receptor 2-independent killing of *Borrelia burgdorferi* clinical isolates in TLR2-deficient C3H/HeJ mice. FEMS Microbiol Lett, 231(2): 219-225.

Wang G, van Dam A P, Dankert J. 1999. Evidence for frequent OspC gene transfer between *Borrelia valaisiana sp. nov.* and other Lyme disease spirochetes. FEMS Microbiol Lett, 177(2): 289-296.

Wang G, van Dam A P, Schwartz I, et al. 1999. Molecular typing of *Borrelia burgdorferi* Sensu Lato: taxonomic, epidemiological, and clinical implications. Clin Microbiol Rev, 12: 633-653.

Wang I N, Dykhuizen D E, Qiu W, et al. 1999. Genetic diversity of ospC in a local population of *Borrelia burgdorferi sensu stricto*. Genetics, 151(1): 15-30.

Wang X, Ma Y, Yoder A, et al. 2008. T cell infiltration is associated with increased Lyme arthritis in TLR2-/-mice. FEMS Immunol Med Microbiol, 52(1): 124-133.

Wang Y, Kern A, Boatright N K, et al. 2016. Pre-exposure prophylaxis with OspA-specific human monoclonal antibodies protects mice against tick transmission of Lyme disease spirochetes. J Infect Dis, 214(2): 205-211.

Warshafsky S, Lee D H, Francois L K, et al. 2010. Efficacy of antibiotic prophylaxis for the prevention of Lyme disease: an updated systematic review and meta-analysis. J Antimicrob. Chemother, 65: 1137-1144.

Weaver C T, Hatton R D, Mangan P R, et al. 2007. IL-17 family cytokines and the expanding diversity of effector T cell lineages. Annu Rev Immunol, 25: 821-826.

Weening E H, Parveen N, Trzeciakowski J P, et al. 2008. *Borrelia burgdorferi* lacking DbpBA exhibits an early survival defect during experimental infection. Infect Immun, 76(12): 5694-5705.

Wenger N, Pellaton C, Bruchez P, et al. 2012. Atrial fibrillation, complete atrioventricular block and escape rhythm with bundle-branch block morphologies: an exceptional presentation of Lyme carditis. Int J Cardiol, 160(1): e12-14.

Werling D, Jann O C, Offord V, et al. 2009. Variation matters: TLR structure and species-specific pathogen recognition. Trends Immunol, 30(3): 124-130.

Willett T A, Meyer A L, Brown E L, et al. 2004. An effective second-generation outer surface protein A-derived Lyme vaccine that eliminates a potentially autoreactive T cell epitope. PNAS, 101: 1303-1308.

Wilske B, Fingerle V, Schulte-Spechtel U. 2007. Microbiological and serological diagnosis of Lyme borreliosis. FEMS Immunol Med Microbiol, 49(1): 13-21.

Wilske B, Habermann C, Fingerle V, et al. 1999. An improved recombinant IgG immunoblot for serodiagnosis of Lyme borreliosis. Med Microbiol Immunol, 188(3): 139-144.

Wilske B, Preac-Mursic V, Göbel U B, et al. 1993. An OspA serotyping system for *Borrelia burgdorferi* based on reactivity with monoclonal antibodies and OspA sequence analysis. J Clin Invest, 31(2): 340-350.

Wilske B. 2002. Microbiological diagnosis in Lyme borreliosis. Int J Med Microbiol, 291(33): 114-119.

Wilske B. 2003. Diagnosis of Lyme Borreliosis in Europe. Vector-borne and Zoonotic Dis, 3(4): 215-227.

Wilske B. 2005. Epidemiology and diagnosis of Lyme borreliosis. Ann Med, 37(8): 568-579.

Wooten R M, Ma Y, Yoder R A, et al. 2002. Toll-like receptor 2 is required for innate, but not acquired, host defense to *Borrelia burgdorferi*. J Immunol, 168(1): 348-355.

Wooten R M, Weis J J. 2001. Host-pathogen interactions promoting inflammatory Lyme arthritis: use of mouse models for dissection ofdisease processes. Curr Opin Microbiol, 4(3): 274-279.

Wormser C P, Dattwyler R J, Shapiro E D. 2006. The clinical assessment, treatment, and prevention of Lyme disease, human granulocytic anaplasmosis, and babesiosis: clinical guidelines by the Clinical Infectious Diseases Society of America. Clin Infect Dis, 43(9): 1089-1134.

Wormser G P, Nadelman R B, Dattwyler R J, et al. 2000. Practice guidelines for the treatment of Lyme disease. Clin Infect Dis, 31(11): S1-14.

Wormser G P, Nadelman R B, Schwartz I. 2012. The amber theory of Lyme arthritis: initial description and clinical implications. Clin rheumatol, 31(6): 989-994.

Wormser G P. 2006. Clinical practice. Early Lyme disease. N Engl J Med. 354(26): 2794-2801.

Wressnigg N, Barrett P N, Pöllabauer E M, et al. 2014. A Novel multivalent OspA vaccine against Lyme borreliosis is safe and immunogenic in an adult population previously infected with *Borrelia burgdorferi sensu lato*. Clin Vaccine Immunol, 21(11): 1490-1499.

Wressnigg N, Pöllabauer E M, Aichinger G, et al. 2013. Safety and immunogenicity of a nove multivalent OspA vaccine against Lyme borreliosis in healthy adults: a double-blind, randomised, dose-escalation phase 1/2 trial. Lancet Infect Dis, 13(8): 680-689.

Wutte N, Berghold A, Löffler S, et al. 2011. CXCL13 chemokine in pediatric and adult neuroborreliosis. Acta Neurol Scand, 124 (5): 321-328.

Xu Q, Seemanapalli S V, McShan K, et al. 2006. Constitutive expression of outer surface protein C diminishes the ability of *Borrelia burgdorferi* to evade specific humoral immunity. Infect Immun, 74(9): 5177-5184.

Yang X F, Lybecker M C, Pal U, et al. 2005. Analysis of the ospC regulatory element controlled by the RpoN-RpoS regulatory pathway in *Borrelia burgdorferi*. J Bacteriol, 187(14): 4822-4829.

Yang X F, Pal U, Alani S M, et al. 2004. Essential role for OspA/B in the life cycle of the Lyme disease spirochete. J Exp Med, 199(5): 641-648.

Yang X, Izadi H, Coleman A S, et al. 2008. *Borrelia burgdorferi* lipoprotein BmpA activates pro-inflammatory responses in human synovial cells through a protein moiety. Microb Infect, 10(12-13): 1300-1308.

Yang X, Qin J, Promnares K, et al. 2013. Novel microbial virulence factor triggers murine Lyme arthritis. J Infect Dis, 207(6): 907-918.

Yoichiro I, Haramichi I, Shinobu S, et al. 2011. Functional specialization of interleukin-17 family members. Immunity, 34: 149-162.

Zajkowska J, Czupryna P, Pancewicz S A, et al. 2011. Acrodermatitis chronica atrophicans. Lancet Infect Dis, 11(10): 800-805.

Zhang F, Gong Z, Zhang J, et al. 2010. Prevalence of Borrelia burgdorferi sensu lato in rodents from Gansu, northwestern China. BMC Microbiol, 10: 157.

Zhong W, Gern L, Stehle T, et al. 1999. Resolution of experimental and tick-borne *Borrelia burgdorferi* infection in mice by passive, but not active immunization using recombinant OspC. Eur J Immunol, 29(3): 946-957.